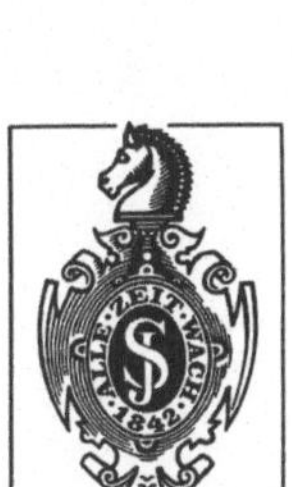

Die immunsuppressive Therapie der chronisch-aktiven Hepatitis

Herausgegeben von
W. Dölle

Mit 31 Abbildungen

Springer-Verlag
Berlin Heidelberg New York Tokyo 1984

Prof. Dr. Wolfgang Dölle

Abteilung Innere Medizin I, Medizinische Klinik,
Eberhard-Karls-Universität, Otfried-Müller-Straße 10
D-7400 Tübingen

ISBN-13:978-3-540-13437-4   e-ISBN-13:978-3-642-69736-4
DOI: 10.1007/978-3-642-69736-4

CIP-Kurztitelaufnahme der Deutschen Bibliothek
Die immunsuppressive Therapie der chronisch-aktiven Hepatitis
hrsg. von W. Dölle. – Berlin;
Heidelberg; New York; Tokyo: Springer, 1984
   ISBN-13:978-3-540-13437-4

NE: Dölle, Wolfgang [Hrsg.]

Satz: Daten- und Lichtsatz-Service, Würzburg

2121/3130-543210

Vorwort

Die immunsuppressive Therapie der chronisch-aktiven Hepatitis (CAH) wird nach wie vor kontrovers diskutiert. Dies betrifft sowohl die Indikation zu einer immunsuppressiven Therapie der CAH als auch die Wahl der Medikamente, ihre Dosierung und die Dauer ihrer Anwendung. Die Gründe sind einerseits theoretische Überlegungen, andererseits unterschiedliche, zum Teil widersprüchliche, praktische Erfahrungen. Das gilt vor allem für die Anwendung einer immunsuppressiven Therapie bei virusbedingter chronisch-aktiver Hepatitis, insbesondere der chronisch-aktiven Hepatitis B. Diese Situation hat dazu geführt, daß besonders hepatologisch interessierte Kliniker einen Teil ihrer Patienten mit CAH sowohl im Rahmen klinischer Studien mit immunsuppressiver Therapie behandelt haben, als auch darüberhinaus Erfahrungen gesammelt haben, die sich aus der Beobachtung einer Reihe von Patienten ergibt, bei denen außerhalb klinischer Studien auf Grund einer ganz auf den einzelnen Patienten gerichteten Indikationsstellung eine immunsuppressive Therapie durchgeführt worden ist.

Angesichts dieser Situation schien es sinnvoll zu sein, eine beschränkte Zahl von klinischen Hepatologen zu einer Aussprache zusammenzuführen mit dem Zweck, eine Standortbestimmung über die immunsuppressive Therapie der chronisch-aktiven Hepatitis zu versuchen und die damit verbundenen noch vielen offenen Fragen und Probleme zu diskutieren. Eine solche Aussprache fand 1983 in Würzburg statt. Der vorliegende Band enthält die dort gehaltenen kurzen Referate und die zwar redigierte, aber in ihren wesentlichen Inhalten festgehaltene Diskussion.

Einen breiten Raum hat die Frage nach der Berechtigung einer immunsuppressiven Therapie der CAH infolge einer Hepatitis-B-Virus-Infektion eingenommen. Hier hat sich in den letzten Jahren ein gewisser Wandel der Auffassung angebahnt. Die auf Grund theoretischer Überlegungen zunächst für wenig sinnvoll, ja möglicherweise gefährlich, gehaltene immunsuppressive Therapie dieser Form von CAH kann offenbar unter bestimmten Voraussetzungen erfolgreich durchgeführt werden. Eine differenzierte Indikationsstellung und die Beachtung einer ganzen Reihe von Faktoren ist jedoch dabei erforderlich. Obwohl man heute eine solche Aussage machen kann, ist die Diskussion über die immunsuppressive Therapie einer chronischen Viruserkrankung wie der HBV-bedingten CAH jedoch keineswegs abgeschlossen.

Die beiden Referate über „Indirekte Immunstimulation" und „Andere therapeutische Ansätze" dokumentieren das Bedürfnis nach einer Verbesserung der Therapie. Referate über allgemeine Probleme, klinische und Laborparameter, den Immunstatus und die Histologie bei der CAH sowie

Übersichten über die Nebenwirkungen der immunsuppressiven Therapie und schließlich auch die Erörterung des Auftretens von Hepatomen und Tumoren bei der CAH sowie ein Referat über Klinik und Therapie der primär biliären Zirrhose runden die Thematik des vorliegenden Bandes ab.

Der besondere Vorzug eines Buches, das nicht nur die Referate, sondern auch die wesentlichen Inhalte der Diskussion eines Symposions enthält, besteht m. E. in der Möglichkeit, besonders klar die Kontroversen und die problematischen Aspekte des behandelten Themas zu erkennen. Das gilt sowohl für den Hepatologen wie auch für den Internisten oder den Allgemeinarzt. Gerade auch der Nicht-Spezialist kann aus der differenzierteren Beschäftigung mit einem aktuellen therapeutischen Problem Nutzen für seine tägliche ärztliche Arbeit ziehen.

Tübingen, Sommer 1984   W. DÖLLE

Inhalt

Mitarbeiterverzeichnis

BANNASKI, H., Dr., Agnesstr. 14, D-8000 München 40

BERG, P. A., Prof. Dr., Abteilung Innere Medizin II, Medizinische Klinik, Eberhard-Karls-Universität, Otfried-Müller-Straße, D-7400 Tübingen

DÖLLE, W., Prof. Dr., Abteilung Innere Medizin I, Medizinische Klinik, Eberhard-Karls-Universität, Otfried-Müller-Straße, D-7400 Tübingen

HAUSWALDT, C., Dr., Innere Abteilung, St. Josefs-Hospital Bochum-Linden, Axstr. 35, D-4630 Bochum

HENNING, H., Priv. Doz. Dr., Klinik Föhrenkamp, Birkenweg 24, D-2410 Mölln

HOPF, U., Dr., Med.-wissenschaftl. Abteilung, Deutsche Wellcome GmbH, Postfach 13 52, D-3006 Burgwedel 1

KORB, G., Prof. Dr., Pathologisches Institut, Städtisches Krankenhaus, Söllnerstr. 16, D-8480 Weiden/Opf.

KUNTZ, E., Prof. Dr., Medizinische Klinik II, Kreiskrankenhaus Wetzlar, Forsthausstr. 1, D-6330 Wetzlar

LÜBKE, H.-J., Dr., Medizinische Klinik und Poliklinik, Universität Düsseldorf, Moorenstr. 5, D-4000 Düsseldorf 1

MAIER, K. P., Prof. Dr., Fachbereich Gastroenterologie, Städtische Krankenanstalten, Hirschlandstr. 97, D-7300 Esslingen/Neckar

MÜLLER, R., Prof. Dr., Abteilung Gastroenterologie und Hepatologie, Zentrum Innere Medizin, Medizinische Hochschule, Postfach 61 01 80, D-3000 Hannover 61

MÜTING, D., Prof. Dr., Dept. für Innere Medizin – Gastroenterologie, Heinz-Kalk-Klinik, Am Gradierbau, D-8730 Bad Kissingen

OHLEN, J., Priv. Doz. Dr., Klinik für Innere Medizin, Klinik Wartenberg, Badstr. 54, D-8059 Wartenberg

PERINGS, E., Prof. Dr., Innere Abteilung, St.-Josefs-Hospital Bochum-Linden, Axstr. 35, D-4630 Bochum

RANFT, U., Dr., Abteilung Gastroenterologie und Hepatologie, Zentrum Innere Medizin, Medizinische Hochschule, Postfach 61 01 80, D-3000 Hannover 61

SELMAIR, H., Prof. Dr., Klinik für Innere Medizin, Klinik Wartenberg,
Badstr. 43, D-8059 Wartenberg

STOCKHAUSEN, G., Dr., Med.-wissenschaftl. Abteilung, Deutsche
Wellcome GmbH, Postfach 13 52, D-3006 Burgwedel 1

STROHMEYER, G., Prof. Dr., Medizinische Klinik und Poliklinik,
Universität Düsseldorf, Moorenstr. 5, D-4000 Düsseldorf 1

THALER, H., Prof. Dr., Wilhelminen-Spital, Montleartstr. 37,
A-1090 Wien

VIDO, I., Prof. Dr., Abteilung Gastroenterologie und Hepatologie,
Zentrum Innere Medizin, Medizinische Hochschule, Postfach 61 01 80,
D-3000 Hannover 61

WINTER, G., Dr., Dept. für Innere Medizin – Gastroenterologie,
Heinz-Kalk-Klinik, Am Gradierbau, D-8730 Bad Kissingen

Allgemeine Probleme und Schwierigkeiten in der Therapie der chronischen Hepatitis

E. Kuntz

Die *Beweisbarkeit* einer bestimmten medikamentösen Therapie – insbesondere bei dem vielschichtigen Krankheitsbild der chronisch-aktiven Hepatitis – ist außerordentlich schwierig, denn sie ist abhängig von folgenden Faktoren:

1. von der individuellen Unvergleichbarkeit der Menschen,
2. von der individuellen Unvergleichbarkeit einer Krankheit – insbesondere auch der aktiven chronischen Hepatitis,
3. von der Aussagesicherheit der zu untersuchenden Kriterien bzw. Parameter.

Die Beweisbarkeit einer bestimmten Lebertherapie wird aber auch beinflußt von dem Ineinanderwirken von ärztlicher Intuition und mathematisch-statistischen Methoden: „Intuition und Wissenschaft sind keine Gegensätze" (A. Schäfer). Vielmehr sollte die Intuition als Summe von ärztlicher Erfahrung die statistischen Ergebnisse ergänzen.

Statistische Methoden können weder die individuelle Unvergleichbarkeit der Menschen, noch die individuelle Unvergleichbarkeit der Lebererkrankungen erfassen, sie können sie bestenfalls angleichen.

Als unabdingbare *Voraussetzung* für eine exakte statistische Auswertung sind jedoch erforderlich:

1. möglichst gleichartige Befunde
   bei
2. möglichst gleichartigen Patienten
   mit
3. möglichst gleichartigen Erkrankungen.

Diese Forderungen lassen sich bei Lebererkrankungen nur selten erreichen. Dies muß bei allen diesbezüglichen Publikationen ehrlich-kritisch einkalkuliert werden, sowohl hinsichtlich der Negativbeweisbarkeit als auch der Positivbeweisbarkeit einer Lebertherapie.

Trotz dieser Schwierigkeiten sollen (und müssen) 3 *Prüfungsformen*, vorwiegend in Form eines kontrollierten klinischen Versuchs, angewendet werden:

1. Prüfung auf Wirkung
   = Veränderung irgendwelcher Parameter,
2. Prüfung auf Wirksamkeit
   = Heilung oder Besserung einer Krankheit,
3. Prüfung auf Überlegenheit
   = Besserung von Parametern oder Heilung bzw. Besserung einer Krankheit durch eine herkömmliche Therapie gegenüber einer neuen Therapie.

Unter dem Begriff der *kontrollierten klinischen Studie* versteht man aber die Bildung vergleichbarer und somit dann auch erst statistisch auswertbarer Bedingungen,

Die immunsuppressive Therapie der
chronisch-aktiven Hepatitis (Hrsg. W. Dölle)

um den therapeutischen Erfolg zu sichern. Dies kann als einfachblinde, doppelblinde oder offene (nichtblinde) Studie erfolgen. Auch Randomisation und doppelter Blindversuch können zwar den individuellen Einfluß des Prüfers ausschalten, jedoch den individuellen Unterschied der einzelnen Patienten und der einzelnen Krankheitsverläufe in der Regel nur mit Hilfe großer Untersuchungszahlen nivellieren. *Daher kann die statistische Auswertung einer Lebertherapie nur dann aussagefähig sein, wenn mit Hilfe einer sehr sorgfältigen Detaildiagnostik möglichst gleichartige Patienten mit möglichst gleichartigen Befunden einer möglichst gleichartigen Leberkrankheit in Einzelgruppen zusammengefaßt werden.* Dies ist nicht immer mit der erforderlichen Sorgfalt geschehen.

Darüber hinaus ist in den klinischen Prüfungen einer Lebertherapie die Trennung der Begriffe „Wirkung" und „Wirksamkeit" nicht immer in der notwendigen Weise erfolgt, vielmehr wurden diese Begriffe oft als identisch angenommen. Die *Wirkung* eines Lebertherapeutikums mit Veränderung irgendwelcher untersuchter Parameter ist jedoch leichter nachzuweisen als seine *Wirksamkeit* im Sinne einer Heilung oder einer Besserung einer Krankheit. Daher kann die Aussagekraft von lebertherapeutischen Studien sowohl in der negativen als auch in der positiven Richtung erheblich eingeschränkt sein.

Dabei drückt sich die Wirksamkeit einer Therapie in der Differenz zwischen dem unbeeinflußten (d. h. möglichen bzw. üblichen) Krankheitsverlauf und dem durch therapeutische Maßnahmen veränderten (d. h. tatsächlichen) Krankheitsverlauf aus.

An *Arten* einer Lebertherapie stehen uns zur Verfügung:

1. kausale Therapie,
2. symptomatische Therapie.

Eine kausale Lebertherapie ist nur selten möglich, es sei denn in Form der Elimination der wirklichen Ursache. Daher ist die Mehrzahl der heutigen Lebermedikamente der symptomatischen Therapie zuzuordnen, wobei diese Substanzen symptomatisch entweder gegen Mißempfindungen, Störungen oder Begleiterkrankungen im Verlauf einer Leberkrankheit eingesetzt werden oder symptomatisch auf die Leber selbst einwirken mit einer Veränderung bestimmter untersuchter Parameter.

Die *Prüfungskriterien* sind klar in 1. subjektive und 2. objektive Kriterien gegliedert, wobei sich die objektiven Prüfungskriterien auf reproduzierbare laborchemische Befunde und auf souveräninterpretierte histologische Auswertungen stützen müssen!

Bei dem ätiologisch und auch pathogenetisch so vielschichtigen Krankheitsbild der *chronischen aggressiven Hepatitis* (CAH) erwarten uns bei der Beurteilung einer Lebertherapie auch entsprechend größere Schwierigkeiten. Dabei ist die Diagnose einer CAH vom B-Typ eine weitgehend bis ins Detail klare Gegebenheit. – Schwieriger wird es schon mit der Absicherung der CAH vom Typ Non-A-non-B (gleich, was wir vielleicht auch noch in absehbarer Zeit hierunter einzuordnen haben werden). – Weitere Probleme ergeben sich bei der Abgrenzung einer chronischen Alkoholhepatitis, die durchaus das klinische und morphologische Bild einer CAH vermitteln kann und entsprechend ihrer negativen B-Serologie durchaus und nicht selten mit einer CAH vom Typ Non-A-non-B verwechselt wird. – Bei anamnestisch gesicherter Medikamenteneinnahme muß auch die medikamentinduzierte CAH differentialdiagnostisch in Betracht gezogen werden, wobei die verschwiegene Medikamenteinnahme oder auch unbemerkte oder unerkannte chemische Noxen der Umwelt ganz erhebliche Schwierigkeiten in der Differentialdiagnose bereiten können. – Die Möglichkeit eines medikamentinduzierten Antigen-Antikörper-Prozesses mit vielleicht sogar in Gang gesetzter Selbstperpetuierung schafft bereits den Übergang in die problemreiche Gruppe der autoimmunen Hepatitiden. – Diese klinisch und morphologisch sich bisher als angeblich einheitlich erwiesene Gruppe (die gelegentlich auch als lupoide Hepatitis, hypergammaglobulinämische Hepatitis u. a. bezeichnet wurde), läßt sich letztlich doch anscheinend in weitere Subgruppen differenzieren, die sich bislang als ANA/SMA-positive, LKMA-positive, SMA-positive und LPA-positive CAH abgrenzen ließen. Es bleibt auch hier die Frage offen, ob diese erwähnten 4 Subgruppen bei einer klinischen Auswertung wirklich in eine Gruppe zusammengefaßt werden können oder ob sie nicht auch in sich selbst ganz unterschiedliche Verlaufsentwicklungen zeigen.

Somit wären allein schon im Bereich der CAH mindestens 6–8 Formen, ggf. noch mehr, abzugrenzen, die durchaus alle dem Begriff der aktiven chronischen Hepatitis bzw. der chronisch-aggressiven Hepatitis zugeordnet werden können. Dennoch kann jede für sich eine andere Ursache und/oder pathogenetische Entwicklung in sich tragen und somit sicherlich auch unterschiedliche therapeutische Ansatzpunkte bieten.

Besonders problematisch wird es dann bei der Abgrenzung und Früherkennung der *primär biliären Cholangitis* mit ihrer Vielfalt an sog. Fehldiagnosen. Auch hier lassen sich zwischenzeitlich weitere Subgruppen abgrenzen, die durchaus ein unterschiedliches serologisches Bild aufweisen und auch Abweichungen zeigen können.

Somit muß als unabdingbare Voraussetzung die Forderung nach einer exakten, detaillierten Diagnose der vorliegenden Lebererkrankung gelten; um so mehr gewinnen dann auch therapeutische Aussagen an klinischer Bedeutung.

Klinische und Laborparameter zur Aktivitätsbestimmung der chronisch-aggressiven Hepatitis

W. DÖLLE

Klinische Parameter

Es handelt sich um relativ weiche Daten, die nur im Zusammenhang mit anderen Befunden als Beurtcilsungskriterien nützlich sind. Dazu gehören:

1. Angaben des Patienten über seine körperliche und geistige Leistungsfähigkeit, beschränkt objektivierbar durch Angaben über die Berufstätigkeit,
2. Angaben des Patienten über Beschwerden, wie leichte Ermüdbarkeit, Völlegefühl, Druck im Oberbauch,
3. objektive Symptome, wie Körpergewicht, Muskelmasse, Leber- und Milzgröße, Venenzeichnung, Aszites, Ödeme, Leber-Haut-Zeichen einschließlich Zeichen der hämorrhagischen Diathese und Gelbsucht.

Diese klinischen Parameter sind zwar auch für die Querschnittuntersuchung wertvoll, insbesondere wenn objektive Symptome vorliegen, von besonderem Wert sind sie jedoch bei der Längsschnittbetrachtung über einen längeren Zeitraum, weil sie in vielen Fällen eindeutig Hinweise auf eine zunehmende Verschlechterung der Leberfunktion geben können.

Im folgenden möchte ich einige Definitionen und die Anwendung von *Laborparametern* zur Einteilung der Schwere der chronisch-aggressiven Hepatitis sowie zur Therapiebeurteilung ins Gedächtnis zurückrufen als Grundlage und Einführung in die Diskussion unseres Themas:

Zunächst die funktionellen Kriterien der chronisch-persistierenden Hepatitis (CPH) durch die Fogarty Conference 1976:

- unter 5fache und variable Transaminasenerhöhung,
- konventionelle Lebertests normal,
- γ-Globuline nicht erhöht.

Als nächstes wollen wir uns die biochemischen Kriterien für die sog. chronisch-aktive Lebererkrankung (CALD) ansehen, wie sie in der Mayo-Clinic-Studie von Soloway et al. (1972) angewendet wurden:

- SGOT 10fach erhöht
  oder
- SGOT 5fach erhöht plus
- γ-Globuline 2fach erhöht.

Fügen wir gleich noch die Definition des Relapses aus der Mayo-Clinic-Studie von Czaja et al. (1980, 1981) an:

- Wiederkehr von Symptomen,
- SGOT-Erhöhung auf das über 3fache der Norm

Die immunsuppressive Therapie der
chronisch-aktiven Hepatitis (Hrsg. W. Dölle)
© Springer-Verlag Berlin Heidelberg 1984

oder
- γ-Globuline mindestens 20 g/l und
- histologisch CALD.

Als nächstes seien die biochemischen Kriterien für die chronisch-aggressive Hepatitis (CAH) von Murray-Lyon et al. aus dem Jahr 1973 vorgestellt:

- 3 Monate leberkrank ohne Besserung,
- SGOT > 100 U/l (obere Normgrenze 50 U/l)
  und/oder
- γ-Globuline > 15 g/l (obere Normgrenze 13 g/l).

Es folgen die Kriterien für die CAH mit geringer Aktivität von De Groote et al. aus dem Jahre 1978:

- SGPT (U/l)   30
                100
                300
                500
- γ-Globuline (g/l)   15
                20
                30

Endlich möchte ich noch die Kriterien für die CAH von Flügel u. Demling aus dem Jahr 1980 referieren:

Leichte CAH: Transaminasen bis auf 2faches der oberen Normgrenze erhöht,
Schwere CAH: Transaminasen auf das über 5- bis 10fache der oberen Normgrenze erhöht, starke γ-Globulinerhöhung.

In den Definitionen der Fogarty Conference wird ebenso wie in der Studie der Paul-Ehrlich-Gesellschaft auf genaue Festlegung von Zahlenwerten bei den Laborwerten verzichtet. Am gründlichsten und ausführlichsten legt die Mayo-Clinic-Studie die biochemischen Kriterien der CAH fest. Die Definition von Murray-Lyon weicht davon ab. Hier wird gefordert, daß die SGOT über das Doppelte der Norm erhöht ist, während nach den Mayo-Clinic-Kriterien sie mindestens auf das 5fache erhöht sein muß und dann die γ-Globuline auf das 2fache vermehrt gefunden werden müssen. Die Laborkriterien nach Murray-Lyon et al. (1973) sind also niedriger angesetzt. Nach Flügel u. Demling (1980) wird bei Erhöhung der Transaminasen bis auf das 2fache der oberen Normgrenze von einer leichten CAH gesprochen, während bei einer Erhöhung auf das über 5- bis 10fache der oberen Normgrenze plus starker γ-Globulinerhöhung eine schwere CAH angenommen wird.

De Groote et al. (1978) lassen bei einer CAH mit geringer Aktivität noch Patienten mit SGPT-Werten von 500 U/l und einer γ-Globulinvermehrung auf 30 g/l zu.

Definition der Remission

Die Mayo-Clinic-Studie fordert für die totale Remission biochemische Normalisierung oder Werte wie bei unspezifischer oder chronisch-persistierender Hepatitis, d. h.

SGOT nicht über das 2fache der oberen Normgrenze erhöht, normales konjugiertes Bilirubin und γ-Globuline. Die *subtotale Remission* wird noch bei einer SGOT bis 72 U/l und bei einem γ-Globulin-Wert unter 24 g/l angenommen. Eine Besserung wird auch angenommen bei einer signifikanten Abnahme des Aszites, einer Abnahme der SGOT und der γ-Globuline auf 33 % der Werte vor der Therapie, während eine *Verschlimmerung* definiert ist durch Auftreten von Aszites, Varizenblutung und Anstieg der SGOT von 67 % und einen Anstieg der γ-Globuline von 33 % gegenüber den Werten vor der Therapie. Als *Therapieversagen* gilt Enzephalopathie. Der *Relaps* wird von Czaja et al. (1980, 1981) mit Wiederkehr von Symptomen, der SGOT-Erhöhung auf das 3fache der Norm oder der γ-Globuline auf mindestens 20 g/l zusammen mit der Histologie einer chronisch-aktiven Lebererkrankung definiert, während De Groote et al. (1978) verlangen, daß die SGPT über 150 U/l und/oder die γ-Globuline über 20 g/l ansteigen.

Wenden wir uns nun abschließend noch einigen Ergebnissen der Laborwerte bei Patienten mit chronischer Hepatitis zu, die wir bei unserer eigenen Studie erhoben haben (Abb. 1–3). Bei Aufschlüsselung nach der histologischen Diagnose in CPH, CAH IIa und CAH IIb zeigt sich erwartungsgemäß insbesondere bei den Transaminasen und der γ-GT, aber auch beim Bilirubin, daß die schwereren Formen der chronisch-aggressiven Hepatitis die stärkeren von der Norm abweichenden Laborwerte aufweisen. Das trifft nicht für die LDH zu und nur in geringerem Ausmaß als für die Enzymwerte, für den Quick-Wert und das Serumalbumin. Eindeutig häufiger sind Aszitesbildung und Lebervergrößerung bei den schwereren Formen der chronisch-aggressiven Hepatitis.

Unterscheidet man HBsAg- und HBeAg-positive Fälle von Kranken mit negativen Markern für Hepatitis B, so sind offenbar die Hepatitis-B-bedingten Fälle der CAH bezüglich der Transaminasen stärker betroffen, umgekehrt verhält es sich bei

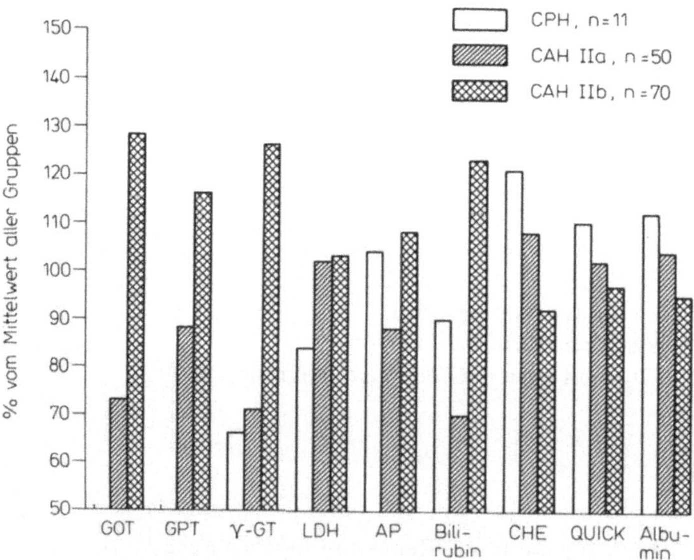

Abb. 1. Einteilung der chronischen Hepatitis nach Histologie. Klinisch-chemische Parameter

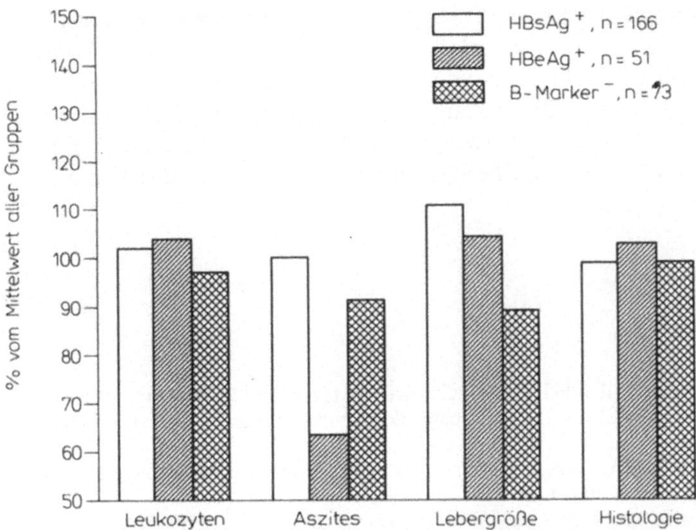

Abb. 2. Einteilung der chronischen Hepatitis nach Serologie. Klinische Parameter und Histologie

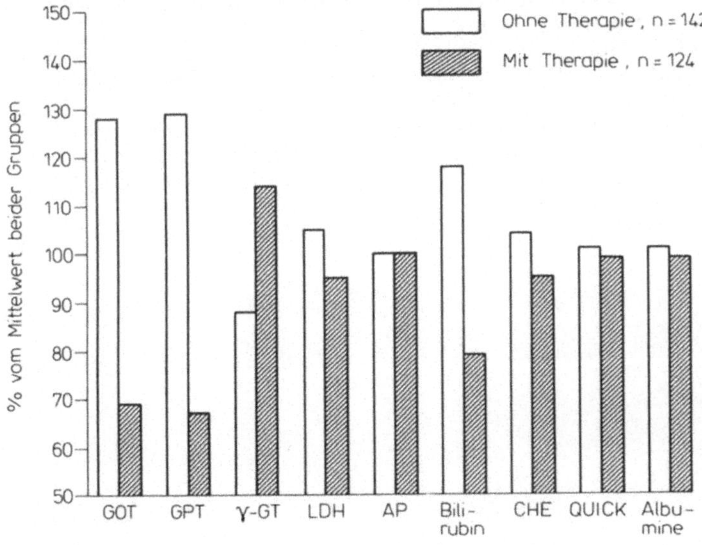

Abb. 3. Einteilung der chronischen Hepatitis nach Therapie. Klinisch-chemische Parameter

der γ-GT und bei der alkalischen Phosphatase, während das Bilirubin eindeutig bei den Hepatitis-B-bedingten Krankheitsfällen häufiger pathologisch ist. Für Cholinesterase, Quick-Wert und Albumin zeigen sich keine signifikanten Unterschiede. Erwähnenswert ist vielleicht noch, daß HBeAg-positive Patienten deutlich seltener Aszites hatten, im Gegensatz zu den Patienten mit negativem B-Markerbefund und denen, die nur HBsAg-positiv waren.

Betrachtet man die klinisch-chemischen Parameter im Verhältnis zur Therapie, so ergibt sich eindeutig für die Transaminasen, daß unter der Therapie niedrigere Werte auftreten; das trifft nicht für die γ-GT zu, wohl aber für das Bilirubin. Keine wesentlichen Unterschiede finden sich für LDH, alkalische Phosphatase, Cholinesterase und v. a. nicht für Quick-Wert und Albumin. Auch Aszites scheint ohne Therapie häufiger vorzukommen, während die Lebervergrößerung unter der Therapie stärker ausgeprägt ist.

Literatur

Czaja AJ, Ammon HV, Summerskill WHJ (1980) Clinical features and prognosis of severe chronic active liver disease (CALD) after corticosteroid-induced remission. Gastroenterology 78:518–523

Czaja AJ, Ludwig J, Baggenstoss HA, Wolf A (1981) Corticosteroid-traited chronic active hepatitis in remission. N Engl J Med 304:5–9

De Groote J, Fevery J, Leputre L (1978) Long-term follow-up of chronic active hepatitis of moderate severity. Gut 19:510–513

Flügel H, Demling L (1980) Chronische Hepatitis. Dtsch Ärztebl 241–248

Fogarty Conference (1976) Standardization of nomenclature, diagnostic criteria, and diagnostic methodology.

Meyer zum Büschenfelde HK (1978) Immunsuppressive Therapie der HBsAntigen positiven und negativen chronisch-aktiven Hepatitis. Erste Ergebnisse einer kontrollierten Studie. Dtsch Med Wochenschr 103:887

Murray-Lyon J, Stern RB, Williams R (1973) Controlld trial of prednisone and acathioprine in active chronic hepatitis. Lancet I:735–737

Soloway RW, Summerskill WHJ, Baggenstoss AH, Geall MG, Gitnick GL, Elveback LR, Shoenfield LJ (1972) Clinical, biochemical and histological remission of severe chronic active liver disease: A controlled study of treatments and early prognosis. Gastroenterology 63:820–833

Immunstatus der chronisch-aktiven Hepatitis im Hinblick auf Therapie und Prognose

P. A. BERG

Nach bisherigen Vorstellungen sind es v. a. humorale und zelluläre Immunreaktionen, die den Ablauf einer akuten Virushepatitis bestimmen. Eine Fehlregulation dieses Abwehrsystems könnte *eine* der Ursachen für die Entwicklung eines chronischen Prozesses darstellen.

Wir haben deshalb bei Patienten mit akuter und chronischer Virushepatitis verschiedene T-Zellfunktionen im Ablauf der Krankheit bestimmt und diese mit den Parametern bei Patienten mit autoimmuner chronisch-aktiver Hepatitis und primär biliärer Zirrhose verglichen.

Darüber hinaus waren wir interessiert festzustellen, inwieweit sich auch aus dem Nachweis von immunregulativen Faktoren, den Hemmfaktoren, Rückschlüsse über den Ablauf einer Virushepatitis ziehen lassen.

Die antigen- und mitogeninduzierte Proliferation sowie die T-Zellfunktion wurden bei 25 Patienten mit akuter Virushepatitis (5 Hepatitis A, 14 Hepatitis B, 6 Non-A-non-B-Hepatitis) bestimmt, ferner bei 10 Patienten mit protrahiert verlaufender Hepatitis (2 Hepatitis B, 8 NANB), 25 Patienten mit CAH (11 Hepatitis, 14 Non-A-non-B-Hepatitis) sowie 5 Patienten mit autoimmuner CAH und 17 Patienten mit primär biliärer Zirrhose.

Verlaufsstudien erfolgten bei 21 Patienten mit verschiedenen Formen einer CAH.

Untersuchungen zur Wertigkeit der Seruminhibitionsfaktoren (SIF) erfolgten bei 81 Patienten mit akuter Virushepatitis (davon 75 mit Hepatitis B). Die protrahiert verlaufenden (n = 18) und chronischen Fälle wurden bis zu 36 Monate weiter verfolgt. Die wesentlichen Ergebnisse lassen sich wie folgt zusammenfassen:

1. Bei allen Patienten mit protrahiert verlaufender Virushepatitis bestand eine verminderte Suppressorzellaktivität. Diese ließ sich auch bei etwa 50 % der Patienten mit B-Hepatitis und posttransfusioneller Non-A-non-B-Hepatitis nachweisen. Dagegen zeigten Patienten mit sporadischer chronischer Non-A-non-B-Hepatitis hohe Suppressorzellaktivität.

2. Übereinstimmende Ergebnisse hinsichtlich der Verminderung der Suppressorzellaktivität ließen sich dagegen bei allen Patienten mit autoimmuner Lebererkrankung (autoimmune CAH und primär biliäre Zirrhose) nachweisen.

3. Verlaufsbeobachtungen bei den 21 Patienten mit chronisch-aktiver Hepatitis lassen vermuten, daß dem Nachweis der verminderten Suppressorzellaktivität eine prognostische Aussage zukommt. So fanden sich bei den 11 CAH-Patienten mit Abfall der Suppressoraktivität auch 1–2 Jahre später noch erhöhte Transaminasenwerte, z. T. mit histologischem Hinweis auf aktive CAH, während unter den 9 Patienten mit unauffälliger Aktivität nur in 1 Fall erhöhte Transaminasenwerte beobachtet wurden.

4. Aus dem Verhalten der antigen- und mitogeninduzierten Proliferationsfähigkeit

Die immunsuppressive Therapie der
chronisch-aktiven Hepatitis (Hrsg. W. Dölle)
© Springer-Verlag Berlin Heidelberg 1984

der Patientenlymphozyten lassen sich dagegen keine prognostischen Rückschlüsse ziehen.

5. 63 der 81 untersuchten Patienten mit akuter Virushepatitis heilten vollständig aus, 18 entwickelten eine protrahierte Verlaufsform. SIF-Bestimmungen 6 Monate nach dem akuten Beginn zeigten, daß unter den 63 ausgeheilten Patienten nur bei 4 SIF im Serum nachweisbar waren, während 10 der protrahierten Fälle noch SIF-positiv waren.

Im weiteren Verlauf der 6- bis 36monatigen Beobachtungszeit heilten 2 der SIF-positiven Patienten aus, 8 entwickelten eine CAH. Dagegen heilten unter den 8 SIF-negativen Patienten mit protrahiertem Verlauf in diesem Zeitraum 5 vollständig aus, 1 Patient wurde zum HBsAG-positiven Carrier. Nur bei 2 Patienten kam es zum Übergang in eine CAH.

Diese Beobachtungen lassen den Schluß zu, daß v. a. die Bestimmung der Suppressorzellaktivität sowie von SIF den Übergang einer akuten Hepatitis in eine protrahierte oder chronische Verlaufsform in einem hohen Prozentsatz der Fälle zu erkennen gibt. Auffallend ist demgegenüber, daß in Fällen mit etablierter CAH diese Parameter nur zu etwa 50% nachweisbar sind. Im Hinblick auf die eindeutigen immunologischen Befunde bei autoimmunen Hepatitiden ist zu postulieren, daß immunologisch 2 verschiedene Formen einer HBsAg-positiven CAH zu unterscheiden sind: solche, bei denen primär eine autoimmune und solche, bei denen eher eine virusinduzierte Läsion im Vordergrund steht. Dieses Konzept könnte evtl. auch Konsequenzen hinsichtlich des therapeutischen Vorgehens bei aktiv verlaufenen HBsAg-positiven chronischen Hepatitiden beinhalten bzw. bei der Auswahl der möglicherweise zu behandelnden Patienten.

Literatur

Berg PA, Brattig N, Grauer W (1980) Immunosuppressive serum factors in viral hepatitis. In: Bianchi L, Gerock W, Sickinger K, Stalder GA (eds) Virus and the liver. MTP Press, pp 175–181

Berg PA, Brattig N, Grauer W (1982) Immunoregulatory serum factors in acute and chronic hepatitis. Liver 2:275–278

Berg PA, Brattig N, Hausch F, Henning H, Müting D (1983) Clinical significance of the evaluation of T-cell-functions in patients with HBsAg-positive and negative acute and chronic viral hepatitis. In. Frada G (ed) Immunologia clinica del fegato e del rene e immunoterapia. Piccin, Padova, pp 125–135

Brattig N, Berg PA (1983) Immunosuppressive serum factors in viral hepatitis. I. Characterization of serum inhibition factor(s) as lymphocyte antiactivator(s). Hepatology 3:638–646

Brattig N, Schrempf-Decker GE, Bröckl CW, Berg PA (1983) Immunosuppressive serum factors in viral hepatitis. II. Further chracterization of serum inhibition factor (SIF) as an albumin associated molecule. Hepatology 3:647–655

Grauer W, Brattig N, Schomerus H, Frösner G, Berg PA (1984) Immunosuppressive serum factors in viral hepatitis. III. Prognostic relevance of rosette inhibitory factor (RIF) and serum inhibition factor (SIF) in acute and chronic hepatitis. Hepatology 4:15–19

Schrempf-Decker, Gabriele E, Baron Diethard P, Brattig W, Bockhorn H, Berg, PA (1983) Biological and immunological characterization of a human liver immunoregulatory protein. Hepatology 3:939–946

Wiedmann KH, Brattig N, Diao GJ et al. (1982) Vorkommen und prognostische Bedeutung von Autoantikörpern und immunsuppressiven Serumfaktoren bei akuter Virushepatitis A, B und NANB. Z Gastroenterol 20:522–523

Diskussion

(Moderator: R. MÜLLER)

MÜLLER: Welchen Stellenwert haben also klinische, biochemische, immunologische und virologische Parameter, die für die Aktivität der Erkrankung und damit für die Indikation zu einer Therapie mit Immunsuppressiva bei chronischer Hepatitis als anerkannt gelten? Was sagt uns die Entwicklung von Aszites, wie ist die Cholostase zu bewerten, was bedeutet allgemeine Schwäche?

DÖLLE: Ich glaube, daß klinische Parameter wie Aszites und Zeichen von portaler Hypertension auf ein schweres Krankheitsbild hindeuten. Ich glaube, in diesen Fällen kommt eine immunsuppressive Therapie zu spät. Diese Parameter sind für die Längsschnittbetrachtung von Bedeutung. Wenn trotz der immunsuppressiven Behandlung solche Parameter auftreten, dann muß man daraus schließen, daß eine Verschlechterung eingetreten ist und daß die Therapie nicht wirkt.

Die subjektiven Parameter sind stark von individuellen Faktoren abhängig. Der selbständige Unternehmer wird noch mit Gelbsucht und Aszites jeden Tag in seinen Betrieb gehen, während der Fließbandarbeiter sich mit Recht schon lange vorher hat invalidisieren lassen.

THALER: Die sehr unterschiedlichen Werte, die von einzelnen Untersuchern gemessen wurden, zeigen schon, daß uns die Klinik allein keinen verläßlichen Hinweis für den Schweregrad der chronischen Hepatitis liefert. Deshalb bleibt uns, solange wir das Ausmaß des entzündlichen Krankheitsprozesses nicht immunologisch definieren können, nichts anderes übrig, als die Histologie heranzuziehen.

MÜLLER: Wir stimmen eigentlich alle darin überein, daß die klinischen Befunde in der Regel Parameter eines fortgeschrittenen Krankheitsbildes sind und nicht den Schweregrad der aktuellen Entzündung widerspiegeln.

MÜTING: Zu Herrn Dölle: Wenn Patienten mit fortgeschrittener portaler Hypertension als Maßstab für eine immunsuppressive Therapie genommen werden, ist es nicht verwunderlich, daß bei allen zitierten angelsächsischen Studien die Letalität der Placebogruppen bei 20–40 % lag. Meiner Ansicht nach dürfen auf keinen Fall Patienten mit Aszites dieser Therapie unterzogen werden. Wenn wir nicht endlich die portale Hypertension aus der sog. „chronic active hepatitis" herausnehmen, werden wir nie zu vergleichbaren Ergebnissen kommen.

PERINGS: Ich stimme Herrn Müting voll zu. Eine Frage an Herrn Dölle: Sie haben gesagt, in diesen Fällen kommt die Therapie zu spät. Warum?

Die immunsuppressive Therapie der
chronisch-aktiven Hepatitis (Hrsg. W. Dölle)
© Springer-Verlag Berlin Heidelberg 1984

DÖLLE: Das ist eine reine Vermutung. Ich gehe davon aus, daß es sich um Patienten handelt, die nicht vorbehandelt wurden, die an Aszites, Gelbsucht usw. leiden und uns nun vor die Frage stellen, ob immunsuppressiv behandelt werden sollte. Ich glaube, diese Patienten hätten vielleicht eine Chance gehabt, wenn man das Krankheitsbild früher erkannt und gleich behandelt hätte.

PERINGS: Ich stimme mit Herrn Müting insofern überein, daß generell Zirrhosen nicht behandelt werden sollten. Der Patient ist jedoch ein Individuum, kein statistischer Faktor. Deshalb möchte ich diese Aussage, was die Behandlung von Zirrhosen, besonders von immunologisch hochaktiven Zirrhosen betrifft, einschränken. Ich glaube hier hat der Patient evtl. eine Chance, wenn er immunsuppressiv behandelt wird.

VIDO: Zur Nomenklatur möchte ich sagen, daß Symptome wie Aszites und portale Hypertension nur ganz selten bei einem akuten Schub einer chronisch-aktiven Hepatitis vorkommen. Im wesentlichen sind sie eher für dekompensierte Zirrhosen charakteristisch, gehören also nicht zur Problematik der chronisch-aktiven Hepatitis.

MÜLLER: Kommen wir zu den biochemischen Parametern. Sie sind viel umstrittener, und vielleicht können wir in diesem Kreis Einigkeit darüber erzielen, wann eine Therapie indiziert ist.

DÖLLE: Ich bin der Meinung, daß die Laborwerte ohne Histologie nicht brauchbar sind. Nur im Interesse der Vergleichbarkeit der Untersuchungen sollte man sich auf biochemische Parameter einigen, die von allen angewendet werden.

MÜLLER: Auf welche Werte sollten wir uns hier einigen?

DÖLLE: Könnte man nicht eine Art Aktivitätsindex wie etwa für den M. Crohn benutzen? Das nur als Anregung. Ich halte die Kriterien der Mayo-Clinic-Studie für gut. Die 5fache Erhöhung ist jedoch etwas Willkürliches, und man wird sie nur als zusätzliche Information behandeln können.

MÜLLER: Ich glaube, wir sind uns einig, daß ohne einen entsprechenden histologischen Befund keine immunsuppressive Therapie indiziert werden sollte und daß uns die biochemischen Parameter nur zusätzliche wertvolle Hinweise geben. Sie sind jedoch oft schwer zu beurteilen, weil die chronisch aktive Hepatitis phasenweise verlaufen kann. Wir wissen in der Regel nicht, zu welchem Zeitpunkt des Krankheitsverlaufes die Transaminasenbestimmungen gemacht worden sind. Mit einer zeitlichen Differenz von 14 Tagen oder 3 Wochen könnten Kriterien eines Aktivitätsindexes einmal erfüllt und danach nicht mehr erfüllt sein und ein halbes Jahr später könnte die Erkrankung vielleicht vollkommen inaktiv sein.

HENNING: Das ist ein ganz wesentlicher Punkt. Die Verlaufsbeobachtung muß unbedingt in die Indikation einbezogen werden. Meines Erachtens ist eine Verlaufsbeobachtung von 1 Jahr durchaus eine akzeptable Zeit.

DÖLLE: Meinen Sie eine Verlaufsbeobachtung, bevor man sich zur Therapie entschließt, auch wenn die Histologie auf eine schwere chronisch-aggressive Hepatitis hindeutet und die Laborwerte erhöht sind?

HENNING: Ja. Ich bin der Meinung, daß eine solche Vorbeobachtungszeit wegen der spontanen Verläufe eingehalten werden sollte.

VIDO: Die klinisch-chemischen Parameter sind bestimmt nur Hinweise. Wenn aber eine gute Korrelation zwischen der Leberparenchymschädigung und den Transaminasewerten einerseits und der hohen mesenchymalentzündlichen Aktivität andererseits besteht, handelt es sich um einen hochaktiven Prozeß, wahrscheinlich auch mit einer deutlichen Progredienz.

Es gibt aber auch Fälle, wo zwischen den Transaminasen und der mesenchymalentzündlichen Aktivität Diskrepanzen bestehen. Meines Erachtens ist dann für die Progredienz die mesenchymalentzündliche Aktivität, also die Immunglobuline, von größerer Bedeutung als die Transaminasen. Hohe Transaminasewerte mit normalen Immunglobulinwerten kommen auch vor, dann handelt es sich aber mit großer Wahrscheinlichkeit nicht um eine hoch progrediente, sondern eher um eine persistierende Hepatitis.

MÜLLER: Welchen Stellenwert in der Verlaufsbeurteilung einer Lebererkrankung messen Sie der Syntheseleistung, der Faktor-II-Bestimmung, der CHE-Bestimmung bei?

PERINGS: Alle Lebererkrankungen sind ja leider Erkrankungen, die fast nie schmerzen. Wir wissen also nie, wie lange ein Patient schon eine chronisch-aggressive Hepatitis mit sich herumträgt. Wenn eine chronisch-aggressive Hepatitis diagnostiziert wird, kann er sie also schon 2–3 Jahre haben. Dann wäre es kritisch, mit der Therapie noch 1 Jahr zu warten. Meines Erachtens sollte man die Frist auf 3 Monate herunterschrauben und den Patienten kontrollieren, um ihn dann nötigenfalls immunsuppressiv zu therapieren.

THALER: Es wäre sicher wünschenswert, 1 Jahr zu warten. Aber bei hochaktiven chronisch-aggressiven Hepatitiden könnten manche in 1 Jahr schon eine Zirrhose haben oder tot sein. Man muß also individuell vorgehen.

HENNING: Ein Verlauf von 1 Jahr sollte in der Regel eingehalten werden. Aber natürlich hat Herr Thaler recht. Es gibt Ausnahmen, wie es in jeder Hinsicht bei der aggressiven chronischen Hepatitis Ausnahmen gibt.

MAIER: Ehe wir uns, was die Wartezeit betrifft, auf ein generelles Statement einigen können, müssen wir die einzelnen Formen der Hepatitis differenzieren. Wenn man sich in der Verlaufseinteilung allein auf die Laborchemie beschränkt, kann dies zu Fehlern führen. Am wichtigsten scheint mir die kurzfristige, vielleicht halbjährige leberbioptische Kontrolle. Neue laborchemische Parameter, z. B. Prokollagen-3-Peptid, könnten eindeutigere Hinweise auf die Umwandlung in eine Zirrhose geben.

Ich würde davor warnen, beispielsweise Cholinesterase oder γ-GT in unsere Entscheidungsfindung einfließen zu lassen, denn die Schwankungsbreiten dieser Parameter sind durch individuelle Faktoren so hoch, daß wir zu keinem gültigen Schluß kommen können.

KUNTZ: Noch ein Hinweis: Wir hatten die glückliche Gelegenheit, einige Patienten über einen langen Zeitraum alle 8 Tage zu kontrollieren. Wir waren erschrocken, wie häufig Umsprünge laborchemischer Art von nekrotisierenden Verlaufsformen in entzündliche Formen auftraten, die wir bei 4wöchiger Kontrolle nicht entdeckt hätten. Es gab also flüchtige, häufige Schübe, bei denen die GOT doppelt, 3fach höher war als die GPT. Das sind m. E. auch Gründe, die eher eine kurzfristige Beobachtungszeit rechtfertigen.

MÜTING: Zum Verhalten der Eiweißsynthese: Bei 650 Patienten mit laparoskopisch und histologisch gesicherter chronisch-aggressiver Hepatitis haben wir bei denen ohne zirrhotischen Umbau keine signifikante Abnahme der Cholinesterase, geschweige denn der Albuminsynthese gefunden. Bei denen mit zirrhotischem Umbau haben wir etwa bei der Hälfte eine Abnahme der Cholinesterase, aber nicht des Albumins gefunden. Am prognostisch wichtigsten erschien uns bei dieser Gruppe die Abnahme des Quick-Wertes.

HOPF: Eignen sich evtl. die biochemischen Parameter zur Entscheidung über den Therapieabbruch oder über die Beendigung der Therapie?

DÖLLE: Ich glaube, man sollte 3 Monate bis 1 Jahr warten und mindestens 3 Kontrollen in 4wöchigen Abständen fordern, bevor man den Fall als Therapieversager klassifiziert und die Therapie abbricht.

MÜLLER: Wir können also zusammenfassen, daß das Enzymmuster ein Mosaiksteinchen in der Verlaufsbeobachtung einer chronischen Hepatitis, aber nicht das entscheidende Kriterium für die Indikation einer Therapie ist. Zur Beurteilung des Schweregrades einer Lebererkrankung brauchen wir die Befunde der Parenchymschädigung und der Syntheseleistung zusätzlich zur Histologie. Ist auch die mesenchymalentzündliche Aktivität, d. h. sind die Serumspiegel von Gammaglobulinen und Immunglobulinen ebensolche Mosaiksteinchen?

DÖLLE: Die Veränderungen auf diesem Sektor spielen sich viel langsamer ab, und eine vierteljährliche Kontrolle genügt wahrscheinlich. Wenn im Ablauf eines Jahres der relative γ-Globulingehalt oder die Bestimmung der Immunglobuline quantitativ deutlich ansteigen, ist das für mich ein sehr gravierendes Merkmal. In der Vorbeobachtungsperiode indiziert das eine Therapie, wenn es während der Therapie auftritt, deutet es auf einen Therapieversager hin.

BERG: Wenn ein Patient mit chronisch HBsAg-negativer Hepatitis eine ausgeprägte Hypergammaglobulinämie hat, die isoliert die IgG-Klasse betrifft, ist das für mich eine ernstzunehmende Indikation zur immunsuppressiven Therapie. Auch wenn Sie einen Patienten haben, bei dem alle klinischen und biochemischen Parameter für eine akute Hepatitis sprechen, bei dem aber die Immunglobuline vom IgG-Typ deutlich erhöht sind, wäre das für mich eine Indikation zur immunsuppressiven Therapie, unabhängig davon, ob Autoantikörper positiv sind oder nicht. Ich würde davon ausgehen, daß in einem solchen Fall nicht eine akute Hepatitis vorliegt, sondern ein akuter Schub bei chronischer Hepatitis. Nach meiner Erfahrung kann in solchen

Fällen durch die sofortige Therapie sehr schnell eine Besserung erreicht werden. Hier würde ich also nicht die Diagnose einer akuten Hepatitis stellen, sondern des Schubs einer chronischen Hepatitis. Durch die sofortige Therapie ist sehr schnell eine Besserung zu erwarten.

MÜLLER: Sie würden also eine ausgeprägte Hypergammaglobulinämie vom Typ IgG ohne Verlaufsbeobachtung als Indikation für eine immunsuppressive Therapie ansehen. Aber woher soll man wissen, daß die Immunglobuline ausschließlich durch die Lebererkrankung erhöht sind und daß nicht zusätzliche Erkrankungen vorliegen, z. B. abgelaufene Virusinfekte?

BERG: Selbst wenn eine Histologie vorliegt und das Bild eine akute oder abgelaufene Hepatitis zeigt, würde ich mich von diesem Befund allein nicht in meinem therapeutischen Handeln beeinflussen lassen. Jedenfalls wäre eine Hypergammaglobulinämie von über 30 rel% evtl. zusammen mit Nachweis von Antikörpern gegen Kerne und glatte Muskulatur für mich eine typische Konstellation für die Diagnose einer lupoiden Hepatitis, die zu therapieren ist.

MÜLLER: Um zu den übrigen immunologischen Parametern zu kommen: Wie wichtig ist die Bestimmung der Lymphozytensubpopulation hinsichtlich einer Therapiepflicht? Unter welchen Bedingungen sollte eine autoimmune Hepatitis diagnostiziert werden und wie grenzt sie sich von der chronisch aktiven Non-A-non-B Hepatitis ab?

BERG: Die chronische Hepatitis verläuft schubförmig. Auch für die Diagnose der autoimmunen Erkrankung ist wesentlich, daß sich gewisse Parameter im Schub verstärken. Wenn ich also die Autoimmunität definiere, definiere ich sie in Relation zu einer klinischen Situation, die einem Schub mit Aktivität entspricht.

Die mesenchymale Reaktion muß aber nicht in allen Fällen so ausgeprägt sein, wie wir das eben besprochen haben. Es gibt auch autoimmune Hepatitiden, bei denen die Immunglobuline kaum so deutlich erhöht sind wie bei der juvenilen lupoiden Hepatitis und bei denen trotzdem Antikörper gegen Kerne, glatte Muskulatur oder Aktin nachweisbar sind. Wichtig scheint mir zu sein, darauf zu achten, daß in solchen Fällen sichergestellt ist, daß die Antikörper vom IgG-Typ sind. Antikörper vom IgM-Typ, z. B. gegen glatte Muskulatur oder Aktin kommen auch bei der akuten A-Hepatitis und anderen Erkrankungen nicht selten vor.

Einen wichtigen Hinweis für schon länger bestehende Erkrankungen geben auch die komplementbindenden Antikörper. Die von uns beschriebenen Antikörper gegen ein zytoplasmatisches Antigen aus Leber und Pankreas (Anti-LP-Antikörper) lassen sich nur in der Komplementbindungsreaktion nachweisen und waren immer mit hochaktiven autoimmunen Prozessen assoziiert.

Hinsichtlich der Anti-LMAg-Antikörper glaube ich, daß sie nur dann einen eindeutigen Hinweis auf einen autoimmunen Prozeß darstellen, wenn sie in relativ hohen Titern an Hepatozytenmembranen gebunden nachweisbar sind. Niedertitrig kommen sie bei verschiedenen entzündlichen Erkrankungen vor.

Zwei Autoantikörper sind es vor allem, auf die man sich heute relativ gut verlassen kann, wenn es um die Diagnose einer autoimmunen Lebererkrankung geht: Das sind die Anti-Aktin-Antikörper vom IgG-Typ und die oben erwähnten komplementbindenden Antikörper gegen ein zytoplasmatisches Antigen aus Leber-Pankreas (Anti-LP-Antikörper).

MÜLLER: Das wäre also eine zweite Situation, bei der Sie ohne Verlaufsbeobachtung eine chronische Hepatitis immunsuppressiv behandeln würden.
In welchen Kliniken wird eigentlich Anti-Aktin-IgG bestimmt?

BERG: Man kann Anti-Aktin-Antikörper auch mit Hilfe der Immunfluoreszenz nachweisen; ein charakteristisches Muster findet sich vor allem am Magen, wo zwischen den Drüsen diese glatte Muskelfasern eindeutig fluoreszieren. Die Untersuchung muß nur gleichzeitig mit fluoreszenzkonjugierten Antiseren vom IgG- und IgM-Typ durchgeführt werden.

OHLEN: Sind das nicht Fälle, die ohnehin auch positive Werte der antinukleären Antikörper haben, denn die sind natürlich viel etablierter und einfacher zu bestimmen?

BERG: Ich glaube, daß Antikörper gegen Kerne bei autoimmunen Hepatitiden viel seltener vorkommen als vermutet wird. Nach meiner Erfahrung sind die Fälle mit isoliertem Auftreten von hochtitrigen Antikörpern gegen glatte Muskulatur bzw. Aktin häufiger als die, bei denen gleichzeitig Antikörper gegen Kerne und glatte Muskulatur auftreten oder die nur Antikörper gegen Kerne zeigen. Auch die Sonderform mit Nachweis der Antikörper gegen Leber-Pankreas-Antigene geht ohne Kernantikörper einher.

MÜLLER: Wir sollten also festhalten, daß es aufgrund immunologischer Parameter Indikationen für eine immunsuppressive Therapie gibt.
Wir können die Diskussion mit der Bemerkung beschließen, daß die klinischen und laborchemischen Parameter in der Regel Mosaiksteinchen auf dem Wege zur Entscheidungsfindung, aber keinesfalls sichere Kriterien für das Einleiten einer immunsuppressiven Therapie darstellen.

Histologie der chronisch-aktiven Hepatitis

G. KORB

Die Histologie einer chronisch-aktiven (aggressiven) Hepatitis (CAH) ergibt sich aus der Kombination von Veränderungen, auf die eine Studiengruppe bereits 1968 (De Groote et al.) hingewiesen und 1977 (Bianchi et al.) nochmals ergänzend Stellung genommen hat. Kennzeichnend für eine CAH sind eine Infiltration der zumindest teilweise vergrößerten und zipfelig gestalteten portalen Felder durch Lymphozyten und Plasmazellen, eine Fibrosierungstendenz sowie Mottenfraß bzw. Piece-meal-Nekrosen. Hierbei handelt es sich um eine Destruktion von Leberzellen an der Grenzzone zwischen Leberparenchym und Bindegewebe mit lokalen Ansammlungen von Lymphozyten und Plasmazellen. Derartige Nekrosen treten insbesondere an der Peripherie portaler Felder, aber auch am Rand neu entstandener Septen auf. Zusätzlich können bei einer CAH in portalen Feldern Lymphfollikel und Gallengangsläsionen sowie im Parenchym konfluierende Nekrosen, zentroportale Brückennekrosen und Septen auftreten mit dadurch bedingten Störungen der Läppchenstruktur (Bianchi et al. 1977; Bianchi u. Gudat 1983; Phillips u. Poucell 1981; Popper u. Schaffner 1976; Scheuer 1980; Thaler 1982).

In der Mehrzahl der Fälle ist zusätzlich zu der Basisdiagnose eine ergänzende Angabe zur Aktivität mit 3 Untergruppen möglich (Bianchi u. Gudat 1983; Phillips u. Poucell 1981; Scheuer 1980):

Minimal aktive CAH: Es handelt sich dabei um Grenzfälle zwischen einer chronisch-persistierenden Hepatitis und einer CAH, die neben einer Infiltration und geringen Fibrose der portalen Felder bei einer intakten Läppchenstruktur Piece-meal-Nekrosen zeigen.

Mäßig aktive CAH: Kennzeichnend für diese Untergruppe sind deutlicher ausgeprägte Piece-meal-Nekrosen und herdförmige Störungen der Läppchenstruktur durch aktive und passive Septen.

Deutlich aktive CAH: Für diese Form ist der Nachweis erheblicher regressiver Veränderungen u. a. in Form konfluierender Nekrosen oder Brückennekrosen bzw. deren Folgen notwendig.

Bei der morphologischen Beurteilung chronischer Hepatitiden kann es durch eine Reihe von Fakten zu Fehlinterpretationen kommen; auf einige der Gründe sei besonders hingewiesen:

Die Veränderungen im Rahmen einer CAH sind nicht in allen portalen Feldern und Läppchen gleichartig. Dementsprechend muß für eine exakte Diagnose ein genügend großer Biopsiezylinder zur Verfügung stehen mit einer Länge von 2–2,5 cm und einem Durchmesser von 1,5–2,0 mm. Hølund et al. (1980) konnten zeigen, daß schon bei einer Biopsielänge von 1,5 cm nur in 4 von 10 Fällen eine korrekte Diagnose möglich war.

Die für die Diagnose einer CAH wichtigen Piece-meal-Nekrosen müssen als solche richtig erkannt werden. Ein einfacher Übertritt von Entzündungszellen aus portalen Feldern in das periportale Parenchym („spill over") hat nichts mit Piece-meal-Nekrosen zu tun und berechtigt nicht zur Diagnose einer chronischen Hepatitis.

Es muß eine Tendenz zur Neubildung kollagener Fasern erkennbar sein. Portale Infiltrate, Piece-meal-Nekrosen und Brückennekrosen können isoliert oder in Kombination ohne Fibrose auch bei akuten Hepatitiden vorkommen.

Eine CAH kann spontan oder im Zusammenhang mit therapeutischen Maßnahmen in eine Remissionsphase übergehen, unter Umständen mit morphologischen Veränderungen, die einer chronisch-persistierenden Hepatitis entsprechen.

Bei einem kontinuierlichen oder schubweisen Übergang einer CAH in eine Zirrhose läßt sich das Ausmaß der Umbauvorgänge nicht selten durch Laparoskopie besser erfassen als im Schnittpräparat.

Literatur

Bianchi L, Gudat FG (1983) Histo- and immunopathology of viral hepatitis. In: Deinhardt F, Deinhardt J (eds) Viral hepatitis: Laboratory and clinical science. Dekker, New York Basel, pp 335–382

Bianchi L, De Groote J, Desmet VJ et al. (1977) Acute and chronic hepatitis revisited. Lancet II:914–919

De Groote J, Desmet VJ, Gedigk P et al. (1968) Systematik der chronischen Hepatitis. Dtsch Med Wochenschr 93:2101–2102

Hølund B, Poulsen H, Schlichting P (1980) Reproducibility of liver biopsy diagnosis in relation to the size of the specimen. Scand J Gastroenterol 15:329–335

Phillips MJ, Poucell S (1981) Modern aspects of the morphology of viral hepatitis. Hum Pathol 12:1060–1084

Popper H, Schaffner F (1976) Chronic hepatitis: Taxonomic, etiologic and therapeutic problems. In: Popper H, Schaffner F (eds) Progress in liver diseases, vol V. Grune & Stratton, New York San Francisco London, pp 531–558

Scheuer J (1980) Liver biopsy interpretation, 3rd edn. Tindall, London, pp 104–116

Thaler H (1982) Leberkrankheiten. Histopathologie – Pathophysiologie Klinik. Springer, Berlin Heidelberg New York, S 95–109

Diskussion

(Moderator: W. Dölle)

THALER: Wenn wir bei einer chronischen Hepatitis entzündliche Brückennekrosen finden, ist das sicher ein gravierendes Zeichen, welches dazu führen sollte, diesen Fall viel engmaschiger zu kontrollieren und evtl. auch früher mit der Therapie anzufangen.

Die Frage, ob eine chronisch-persistierende Hepatitis wirklich in eine chronisch-aggressive übergehen kann, ist auch wichtig. Wir haben seinerzeit bei unserer ersten Definition gesagt, daß einzelne Mottenfraßnekrosen bei chronisch-persistierender Hepatitis keinen Gegengrund für diese Diagnose darstellten. Nachdem man diese Kriterien über Jahre angewendet hatte, zeigte sich jedoch, daß ungefähr 10% der chronisch-persistierenden Hepatitiden anscheinend in eine chronisch-aggressive Hepatitis übergehen. Sowohl Herr Selmair als auch Herr Vido haben dies in gleicher Häufigkeit beobachtet. Wenn man diese Fälle nachkontrolliert, so hatten alle Fälle schon in der ersten Leberbiopsie Mottenfraßnekrosen. Man muß daraus folgern, daß eine Mottenfraßnekrose ein gravierendes Merkmal einer chronisch-aggressiven Hepatitis ist und daß wir bei allen diesen Fällen leichte Formen einer chronisch-aggressiven Hepatitis und keiner chronisch-persistierenden Hepatitis vor uns hatten.

SELMAIR: Ich glaube auch nicht, daß man sagen kann, ein Prozentsatz von etwa 5–10% der chronisch-persistierenden Verläufe geht in aggressive Hepatitiden über. Wir haben bei immunfluoreszenzoptischen Untersuchungen festgestellt, daß das Expressionsmuster der Core- und der Surfacefluoreszenz bei diesen Fällen jener der chronisch-aggressiven Verlaufsform entspricht. Daraus ergibt sich die Konsequenz, daß es sich bei diesen Fällen primär um aggressive Verläufe und somit um lichtmikroskopisch maskierte Formen einer CAH handelt.

MAIER: Eine Frage an Herrn Korb. Können Sie Unterschiede erkennen, je nachdem wie das Lebergewebe gewonnen wurde, ob es laparoskopisch oder blindbioptisch gewonnen wurde, ob die Silverman- oder die Menghini-Nadel benutzt wurde?

KORB: Bei der Bearbeitung und Beurteilung von Lebergewebe ergeben sich keine Unterschiede zwischen laparoskopisch und blindbioptisch gewonnenem Material – außer dem Fehlen des Makrobefundes bei der Blindpunktion. Ansonsten muß immer wieder betont werden, daß bei der Frage, ob eine CAH in eine Zirrhose übergeht oder bereits eine komplette Zirrhose entstanden ist, die laparoskopische Beurteilung oft exakter ist als die rein histologische Diagnose.

Die Bemerkung von Herrn Thaler hinsichtlich der Fälle, in denen sich aus einer CPH eine CAH entwickelt hat, können auch wir bestätigen. Wir sind deshalb heute kritischer bei der Diagnose einer CPH und bezeichnen entsprechende Veränderungen mit Piece-meal-Nekrosen oder einer Fibrosierungstendenz als „Grenzfälle" bzw. „minimal aktive CAH".

Die immunsuppressive Therapie der
chronisch-aktiven Hepatitis (Hrsg. W. Dölle)
© Springer-Verlag Berlin Heidelberg 1984

THALER: Wenn Verdacht auf eine chronisch-aggressive Hepatitis besteht, sollte man unbedingt laparoskopieren und gezielt biopsieren, um die Leberoberfläche zu beurteilen und festzustellen, ob der Patient schon eine Zirrhose hat oder nicht. Die weiteren Biopsiekontrollen können dann blind erfolgen.

VIDO: Die Amerikaner sind der Ansicht, daß eine deutliche portale und periportale Entzündung mit gleichzeitigen multilokulären Nekrosen und Brückennekrosen schon rein histologisch auf eine schlechte Prognose mit einer deutlichen Progredienz hindeutet. Sind Sie auch dieser Meinung?

KORB: Ohne Zweifel weisen Brückennekrosen im Rahmen einer CAH auf eine schlechte Prognose hin; man sollte sich aber hüten, Brückennekrosen generell als Prognosemarker zu verwenden, da diese Nekroseform bei *akuten* Hepatitiden ohne entsprechende Bedeutung ist.

KUNTZ: Die Erstdiagnose würde ich immer histologisch-laparoskopisch stellen. Als laparoskopiefreudiger Kliniker schicke ich dem Pathologen zusammen mit anderen Unterlagen in der Regel eine laparoskopische Polaroidaufnahme. Dadurch hat sich oft herausgestellt, daß eine chronisch-aggressive Hepatitis in Wirklichkeit eine schon im Umbau begriffene oder schon umgebaute Zirrhoseform war.

MÜLLER: Wie oft sollte man die Histologie in die Verlaufsbeobachtung aufnehmen? Ich habe den Eindruck, daß wir mit der Indikation einer immunsuppressiven Therapie heute zurückhaltender sind. In Hannover verlangen wir vorher eine histologische Verlaufsbeurteilung, eine Biopsie reicht uns in der Regel nicht aus.

KORB: Im Rahmen von Verlaufsbeobachtungen sind Kontrollbiopsien angezeigt zur Sicherung einer CPH durch eine Zweitbiopsie etwa 12 Monate nach der ersten Leberpunktion, bei der CAH insbesondere dann, wenn der klinische Verlauf auf eine Remission oder Verschlechterung hinweist, und schließlich bei allen Fällen, in denen keine Übereinstimmung zwischen der histologischen Diagnose und dem klinischen Bild besteht.

DÖLLE: Ich glaube, es ist außerdem für den Kliniker von entscheidender Bedeutung, daß er sich mit den histologischen Kriterien auseinandersetzt und auch auf dem Laufenden bleibt. Er sollte von seinem Pathologen verlangen, daß er eine Beschreibung des histologischen Befundes vorlegt, die er als Kliniker nachvollziehen kann.

HENNING: Die Indikation zur Laparoskopie für die Erstdiagnose der aggressiven chronischen Hepatitis wurde herausgestellt. Auch die Entwicklung einer Zirrhose im weiteren Verlauf ist natürlich laparoskopisch-makroskopisch sehr viel einfacher und früher zu bestimmen, als histologisch. Ich glaube, die Kombination ist von entscheidender Bedeutung, und man sollte die Verlaufsbeobachtung durch weitmaschige laparoskopische Kontrollen ergänzen.

MÜLLER: Ich möchte noch einmal betonen, daß zur Indikation einer Therapie mit Immunsuppressiva eine histologische Verlaufsbeobachtung notwendig ist. Wir brauchen zwei, vielleicht sogar drei Punktionen bevor wir eine Therapie beginnen.

Indikation für eine immunsuppressive Therapie der chronisch-aktiven Hepatitis

D. MÜTING und G. WINTER

Eine generelle Entscheidung über die Indikation für eine immunsuppressive Therapie der chronisch-aktiven Hepatitis (CAH) wird u. a. dadurch erheblich erschwert, daß im internationalen Schrifttum keine ausreichende Einigkeit über die morphologische Definition der CAH besteht. In der angelsächsischen Literatur wird unter CAH auch eine bereits posthepatitische Leberzirrhose mit fortgeschrittener portaler Hypertension verstanden. Deswegen haben die grundlegenden kontrollierten und Doppelblindstudien sich nur zur Aufgabe gemacht, die Besserung der Überlebensrate der CAH unter der Kombination von Prednisolon und Azathioprin gegenüber der Monotherapie mit diesen Substanzen und Placebo festzustellen (Cook et al. 1971; Mackay 1972; Murray-Lyon 1973; Schalm 1981; Soloway et al. 1972).

Bei diesen Studien wurde allerdings in der Placebogruppe eine Letalität von 20–40% festgestellt. Da diese Patienten an Ösophagusvarizenblutungen und im Leberkoma starben, handelte es sich bei ihnen bereits um eine fortgeschrittene portale Hypertension, die bei der Leberblindpunktion anscheinend nicht aufgefallen war.

Dies ist aber nach den Ergebnissen der langjährigen Kopenhagen-Studie eine eindeutige Kontraindikation gegen Kortikosteroide und wegen der meist bestehenden splenomegalen Anämie auch eine relative Kontraindikation gegen Azathioprin.

Im folgenden sollen die Voraussetzungen für eine langzeitliche immunsuppressive Therapie der CAH mit Prednisolon und Azathioprin nach eigenen Erfahrungen an über 650 laparoskopisch und histologisch gesicherten Patienten definiert und zur Diskussion gestellt werden:

1. Möglichst keine HBsAg- und HBeAg-Persistenz
2. Keine Leberzirrhose mit portaler Hypertension (Laparoskopie)
3. Keine Erosionen oder Ulzera von Magen und Duodenum (Gastroskopie)
4. Keine chronischen Infekte (z. B. Niere, Gallenblase, Pankreas)
5. Kein Katarakt oder Glaukom
6. Möglichst eine 6–12 Monate lange Vorperiode mit Basistherapie und anschließender Leberbiopsie.

Dabei ist das Hauptproblem die HBsAg- und HBeAg-positive CAH. An sich wäre sie wegen ihrer sonst sehr geringen therapeutischen Beeinflußbarkeit und schlechten Prognose die Hauptindikation für eine immunsuppressive Therapie. Leider haben aber die Langzeitstudien von Soloway et al. (1972), Meyer zum Büschenfelde (1978), Scheuer (1977), Lam et al. (1981) und eigene Untersuchungen ergeben, daß diese Patienten am schlechtesten auf Prednisolon und Azathioprin ansprechen. Etwas überspitzt kann man sagen, daß die Patienten, die Immunsuppressiva benötigen, darauf nicht reagieren, und diejenigen, die diese Behandlung gut vertragen, sie nicht benötigen, da die HBsAg- und HBeAg-negativen Verläufe auch mit einer Basistherapie zu einem hohen Prozentsatz ausheilen.

Die immunsuppressive Therapie der chronisch-aktiven Hepatitis (Hrsg. W. Dölle)
© Springer-Verlag Berlin Heidelberg 1984

Zuerst kurz die Definition der von uns verwendeten Basistherapie:

1. Diät: Kein Alkohol, sonst keine Einschränkungen.
2. Körperliche Belastung: Entsprechend der entzündlichen Aktivität.
3. Medikamente: Laktulose und ammoniaksenkende Aminosäuren zur Besserung von Darm- und Leberentgiftung.
4. Keine Sauna oder Sonnenbäder. Infektsuche und -behandlung.

Diätetische Einschränkungen sind außer einem strikten Alkoholverbot bei den oft jahrzehntelangen Verläufen glücklicherweise nicht erforderlich. Vor allem ist Bohnenkaffee erlaubt, der fälschlicherweise Leberkranken auch heute noch häufig verboten wird.

Die körperliche Belastbarkeit hängt von dem Ausmaß der entzündlichen Aktivität der Leber ab. Bei Serumtransaminasen, die ständig über 100 U/l liegen, besteht die Gefahr schwerer nekrotischer Schübe und des schnellen Überganges in eine Leberzirrhose. Deswegen ist zumindest eine 1stündige Mittagsruhe anzustreben. Kann diese eingehalten werden, ist bei leichter bis mittelschwerer körperlicher Arbeit meist eine völlige Arbeitsfähigkeit erhalten. Sport wie Wandern, Tennis, Schwimmen und Skilanglauf ist erlaubt, wenn er subjektiv und objektiv gut vertragen und nicht unter Wettkampfbedingungen durchgeführt wird. Eine spezifische medikamentöse Behandlung zur Eliminierung des HBsAg und HBeAg existiert vorläufig leider nicht. Als unspezifische Behandlung mit nachgewiesener Wirkung empfehlen wir die Gabe von Laktulose und ammoniaksenkenden Aminosäuren. Es ist noch zu wenig bekannt, daß bei CAH parallel zur entzündlichen Aktivität der Leber auch ihre Entgiftungsleistung beeinträchtigt ist. Daraus resultieren erhöhte Blutspiegel von Ammoniak, Phenolen und Indikan. Ihre Senkung ist möglich durch eine verbesserte Darmentgiftung mittels Laktulose, deren Wirkung im Doppelblindversuch von Conn et al. (1974) nachgewiesen wurde. An der Leber selbst greifen ammoniaksenkende Aminosäuren wie Arginin und Ornithin an. Sie steigern bei CAH deutlich die verminderte Harnstoffsynthese in der Leber. Bemerkenswert ist, daß häufig parallel zur Senkung der Hyperammonämie sich auch die Beschwerden der Patienten, wie Depressionen, psychische Labilität und Aggressionen, bessern (Müting u. Fischer 1982). Gibt man den CAH-Patienten überhaupt kein Medikament, besteht die Gefahr, daß sie vom praktischen Arzt zum Kurpfuscher abwandern und sich nicht mehr den notwendigen regelmäßigen klinischen und bioptischen Kontrollen unterziehen.

Zu wenig bekannt ist noch, daß zu starke Sonneneinwirkung und Sauna bei aktiver CAH zu akuten Verschlechterungen führen können, wie wir sie mehrfach mit Übergang in ein Praecoma hepaticum beobachten konnten. Auch Grippeschutzimpfungen werden leider meist während akuter Schübe schlecht toleriert.

Die frühzeitige Erkennung und Behandlung chronischer Infekte verbessern die allgemeine Abwehrkraft und damit die Prognose der CAH.

Neben dieser sog. Basistherapie sollten nach Möglichkeit CAH-Patienten mit einer deutlichen portalen Hypertension von einer immunsuppressiven Therapie ausgeschlossen werden. Schon spontan liegen bei ihnen in einem Prozentsatz von 20–30% Erosionen und Ulzera des Magens und Duodenums vor (Korsukewitz et al. 1980). Häufig besteht neben einer Splenomegalie eine Leuko- und Thrombopenie. Da durch eine Langzeittherapie mit Kortikosteroiden die Infektabwehr vermindert wird, sollten chronische Infekte *vor* der Prednisolontherapie unbedingt ausgeschlossen bzw.

saniert werden. Sie finden sich vor allem an den Gallenwegen und den ableitenden Harnwegen. Katarakt und Glaukom, die als ernste Folge einer Langzeittherapie der CAH mit Kortikosteroiden auftreten können (Leydhecker u. Schirmer 1973), sind ebenfalls eine Kontraindikation.

Bei der schwerwiegenden Entscheidung für eine oft jahrelange Therapie mit Prednisolon und Azathioprin sollte nicht nur eine einzige Leberbiopsie – möglichst im Rahmen einer Laparoskopie – maßgeblich sein. Da die Stadien der CAH relativ schnell ineinander übergehen bzw. bei ausschließlicher Blindpunktion der Leber nicht immer für den Krankheitsprozeß wirklich repräsentative Veränderungen erfaßt werden können, wird eine 6–12monatige Vorbehandlung mit einer Basistherapie empfohlen. Anschließend sollte die Leber nochmals punktiert und erst bei deutlicher Verschlechterung die immunsuppressive Behandlung eingeleitet werden.

Monotherapie mit Kortikosteroiden oder Azathioprin

Hauptindikationen für eine Monotherapie mit Kortikosteroiden sind die autoimmune oder chronisch-lupoide Hepatitis und solche Verläufe einer CAH, wo eine Kontraindikation gegen Azathioprin besteht bzw. ernstere Nebenwirkungen des Präparates eine Weiterbehandlung verbieten. Zweifellos ist die Monotherapie mit Kortikosteroiden bei der chronisch-lupoiden Hepatitis am erfolgreichsten. Dieses Krankheitsbild ist anscheinend in Mitteleuropa relativ selten. Unter unseren 600 Patienten mit laparoskopisch und histologisch gesicherter chronischer Hepatitis hatten nur 28 eine autoimmune chronisch-lupoide Hepatitis. Kontraindikationen bzw. Nebenwirkungen einer Langzeittherapie mit Azathioprin sind bei CAH nach unseren Erfahrungen relativ selten. Bei 144 Patienten, die durchschnittlich 10 Jahre in unserer Kontrolle stehen, traten Nebenwirkungen einer Langzeittherapie mit Kortikosteroiden in 66% der Fälle, mit Azathioprin dagegen in 12% auf.

Eine Monotherapie mit Prednisolon empfiehlt sich weiterhin bei hochakuten Schüben einer chronisch-nekrotisierenden Hepatitis oder einer posthepatitischen Leberzirrhose, wo der Übergang in ein Leberzerfallskoma droht. Hier wird man aber bewußt mit hohen Dosen von 200–500 mg tgl. beginnen und diese nach klinischer Besserung möglichst zügig auf eine Dauerdosis von 10–12,5 mg tgl. abbauen. Bei Vorliegen einer Leuko- und Thrombopenie, die meist Folge einer splenomegalen Markhemmung ist, verbietet sich der gleichzeitige Einsatz von Azathioprin. Die Abb. 1 zeigt den erfolgreichen Einsatz der hochdosierten Prednisolontherapie bei einem 18jährigen Schüler mit einer schweren, in nekrotischen Schüben verlaufenden, autoimmunen Leberzirrhose, die sich innerhalb von 2 Jahren aus einer chronisch-lupoiden Hepatitis entwickelte.

Hauptindikation für eine Monotherapie mit Azathioprin sind solche Verläufe einer CAH, bei denen Kontraindikationen gegen Prednisolon bestehen bzw. ernstere Nebenwirkungen auftraten. Hier sind in erster Linie verminderte Infektabwehr, chronische Pankreatitis, Katarakt und Glaukom zu nennen. Vor allem auf die Augenveränderungen wurde bisher unzureichend geachtet, weswegen die Hausärzte über ihr zunehmendes Vorkommen vermehrt informiert werden müßten. Zur Vermeidung der genannten Nebenwirkungen einer Langzeittherapie mit Kortikosteroiden, die vor

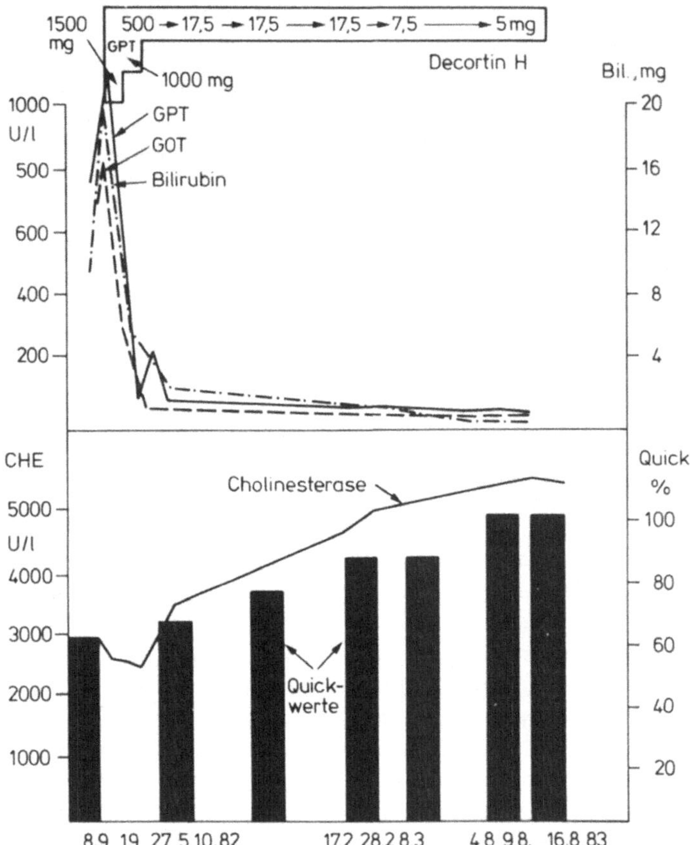

Abb. 1. Prednisolontherapie bei akutem Schub einer chronisch-lupoiden Hepatitis mit zirrhotischem Umbau. Serum-Transaminasen und Serum-Bilirubin (oben), Cholinesterase (unten)

allem bei Dosen über 10 mg tgl. auftreten, empfiehlt sich nach Möglichkeit eine Kombinationstherapie mit 7,5–10 mg Prednisolon und 50–100 mg Azathioprin täglich (Cook et al. 1971).

Literatur

Conn HO et al. (1974) Lactulose in the treatment of chronic portal systemic encephalopathy: A prospective double-blind, cooperative comparison of lactulose with neomycin. Gastroenterology 67:784

Cook GC, Mulligan R, Sherlock S (1971) Controlled prospective trial of corticoid therapy in active chronic hepatitis. Q J Med 40:159

Korsukewitz T, Korsukewitz R, Ordnung W, Müting D, Willig F (1980) Häufigkeit von Ulcera ventriculi und duodenum („hepatogenes Ulcus") bei chronischen Lebererkrankungen. Extracta Gastroenterol 9/2:89

Lam KC, Lai C, Trepo C, Wu PC (1981) Deleterious effect in prednisolone in HBsAg-positive chronic active hepatitis. N Engl J Med 304:380–386

Leydhecker W, Schirmer G (1973) Augenschäden durch Medikamente. Ärztl Prax 89:4040
Mackay IR (1972) The prognosis of chronic hepatitis. Ann Intern Med 77:649
Meyer zum Büschenfelde KH (1978) Immunsuppressive Therapie der HBsAg-positiven und -negativen chronisch-aktiven Hepatitis. Dtsch Med Wochenschr 103:887
Müting D, Fischer R (1982) Leber- und Gallenwegserkrankungen. Schattauer, Stuttgart New York
Müting D, Fischer R, Kruck P, Kalk H, Winter G (1982) Therapie und Prognose der chronischen Hepatitis. Med Klin 77:615–619
Murray-Lyon I (1973) Controlled trial of prednisolone and azathioprine in active chronic hepatitis. Lancet I:735–737
Schalm SW (1981) Soll die chronisch aktive Virushepatitis medikamentös behandelt werden oder nicht? Internist (Berlin) 22:717–720
Scheuer PJ (1977) Chronic hepatitis: A problem for the pathologist. Histopathology 1:5–19
Soloway RD, Summerskill WHJ, Bagenstoss AH et al. (1972) Clinical, biochemical and histological remission of severe chronic active liver disease: A controlled study of treatment and early diagnosis. Gastroenterology 63:820–833

Entscheidungskriterien für eine immunsuppressive Therapie bei chronisch-aggressiven Verlaufsformen der Virushepatitis B

J. OHLEN und H. SELMAIR

Immunfluoreszenzmikroskopische Untersuchungsmethoden ermöglichen durch den direkten Nachweis der Hepatitisvirus-B-assoziierten Antigene (HBcAg im Hepatozytenkern; HBsAg im Zytoplasma und in den Zellmembranen) die direkte Beobachtung der Interaktion von Virus und Wirtsorganismus im Lebergewebe. Qualität und Ausmaß dieser Auseinandersetzung sind durch die genetisch bedingte individuelle Immunantwort des infizierten Organismus bedingt; die verschiedenen Verlaufsvarianten einer Hepatitisvirus-B-Infektion weisen daher immunfluoreszenzoptisch unterschiedliche, jeweils ganz charakteristische Expressionsmuster der HBs- und HBc-Antigene im Lebergewebe auf (Bianchi 1980; Bianchi u. Gudat 1975; Drescher et al. 1981; Ohlen et al. 1982).

Bei den verschiedenen klinischen Verlaufsformen einer chronisch-aggressiven Hepatitis B besteht lediglich eine Übereinstimmung im Expressionstyp des HB-core-Antigens: Es findet sich regelhaft ein HBcAg-Nachweis in Hepatozytenkernen mit fokaler Anordnung (Bianchi 1980; Bianchi u. Gudat 1975; Drescher et al. 1981). Eine Beziehung zwischen der Schwere des klinischen Verlaufs und der Quantität der Coreexpression konnte nicht gefunden werden (Drescher et al. 1981).

Anhand des fluoreszenzmikroskopischen Nachweises des Surfaceantigens aber ließen sich bei einem von uns untersuchten Kollektiv von 170 Patienten mit CAH 3 unterschiedliche HBsAg-Expressionstypen nachweisen, denen klinisch bestimmte Verlaufsformen zugeordnet werden konnten:

1. Der HBsAg-Typ I (Abb. 1) war gekennzeichnet durch eine rein zytoplasmatische HBsAg-Fluoreszenz in fokaler Anhäufung; klinisch entsprachen diesem Verteilungstyp sehr langsam progrediente oder zum Stillstand gekommene Verläufe einer CAH.
2. Der HBsAg-Typ II (Abb. 2) zeigte eine über den gesamten Schnitt verteilte, ausgeprägte Fluoreszenz entlang der Zellmembranen der Hepatozyten (Bienenwabenmuster); dieser (häufigste) Verteilungstyp korrelierte klinisch und histologisch mit mäßig progredienten chronisch-aggressiven Hepatitiden.
3. Der HBsAg-Typ III (Abb. 3) wies neben einer sehr starken Fluoreszenz der Zellmembranen zusätzlich noch eine fokale Anhäufung von Hepatozyten auf, deren Zytoplasma mit HBsAg-positivem Material völlig ausgefüllt war; dieser Befund war den klinisch rasch progredient zur Zirrhose verlaufenden chronisch-aggressiven Hepatitiden zuzuordnen.

Bei 51 immunsuppressiv mit Prednisolon und Azathioprin behandelten Patienten mit chronisch-aggressiver Hepatitis B konnten wir anhand von bioptischen Verlaufskontrollen beobachten, daß stets dann klinisch und histologisch eine Verminderung der Aktivität des Krankheitsprozesses eintrat, wenn es im immunfluoreszenzmikro-

Die immunsuppressive Therapie der
chronisch-aktiven Hepatitis (Hrsg. W. Dölle)
© Springer-Verlag Berlin Heidelberg 1984

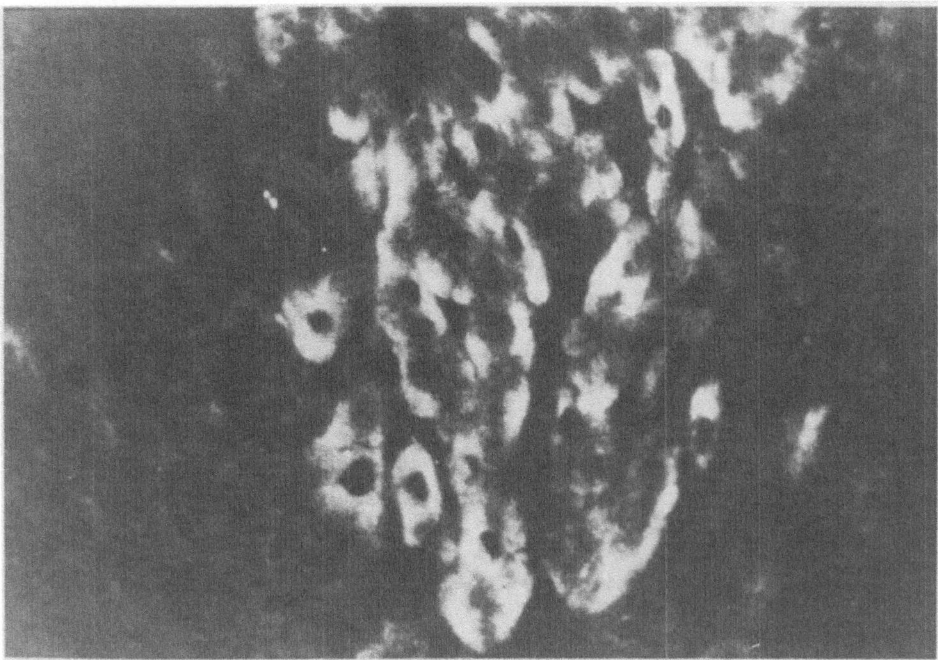

Abb. 1. HBsAg-Typ I: Rein zytoplasmatische HBsAg-Immunfluoreszenz in fokaler Anhäufung. 34jähriger Patient mit klinisch und histologisch nahezu inaktiver CAH

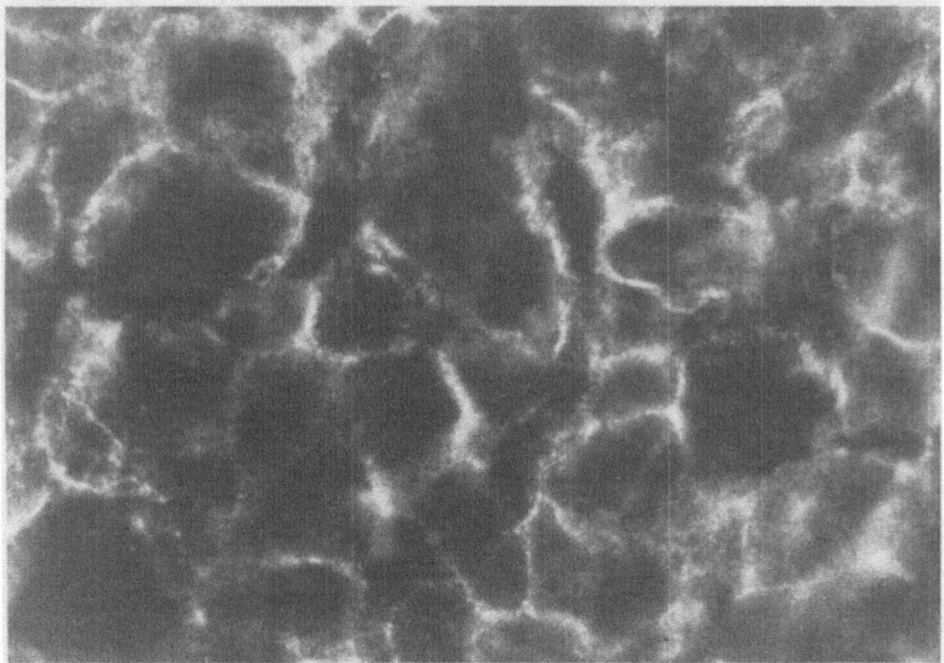

Abb. 2. HBsAg-Typ II: Nahezu ausschließlich HBsAg-Immunfluoreszenz entlang den Zellmembranen. 42jährige Patientin mit klinisch mäßiggradig progredienter CAH

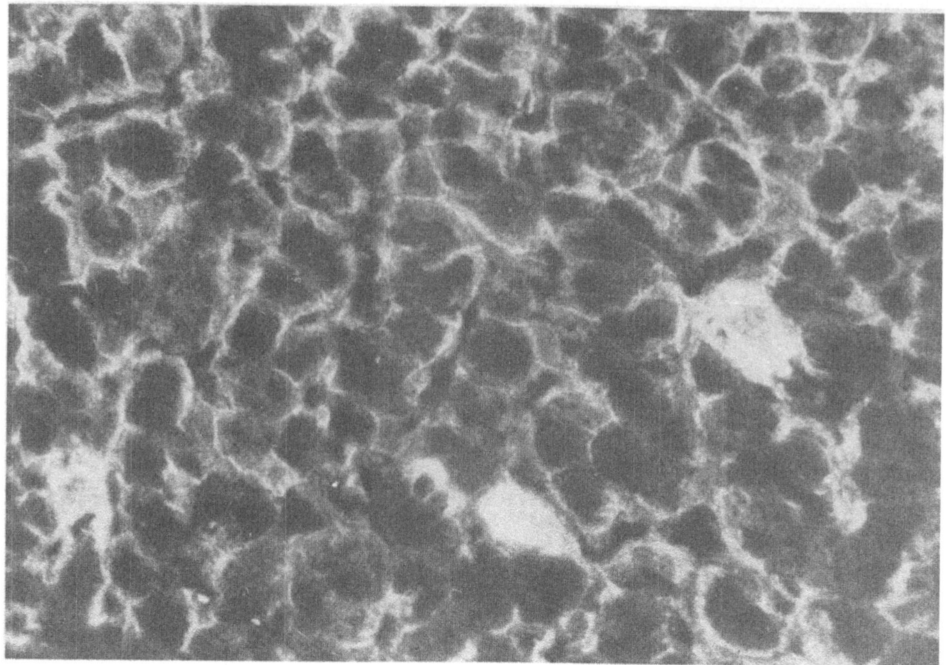

Abb. 3 HBsAg-Typ III: Ausgeprägte HBsAg-Immunfluoreszenz der Zellmembranen mit zusätzlich fokalem Auftreten von Hepatozyten mit zytoplasmatischer HBsAg-Fluoreszenz. 24jähriger Patient mit klinisch und histologisch rasch progredienter CAH

skopischen Bild zu einem Rückgang oder Verschwinden membranständiger HBsAg-Fluoreszenz kam (Umwandlung von HBsAg-Typ II oder III in HBsAg-Typ I).

Aufgrund dieser Ergebnisse haben wir die Entscheidungskriterien für den Versuch einer immunsuppressiven Therapie bei chronisch-aggressiver Hepatitis B folgendermaßen formuliert (Selmair et al. 1982):

Wird ein HBsAg-Typ II (HBsAg-Membranfluoreszenz) oder ein HBsAg-Typ III (HBsAg-Membran- sowie zytoplasmatische Fluoreszenz) nachgewiesen, die beide klinisch mit (rasch) progredienten CAH-Verlaufsformen korreliert sind, wird behandelt, wenn zusätzlich die folgenden Kriterien erfüllt sind: Lichtmikroskopischer Befund einer progredient-floriden CAH; zwei nekrotische Schübe in den zurückliegenden 6 Monaten; klinisch-chemischer Nachweis einer hohen Aktivität des Entzündungsprozesses; starke Beeinträchtigung des Allgemeinbefindens.

Eine günstige Beeinflussung des Krankheitsverlaufes bei immunsuppressiv behandelter CAH-B kann somit durch Kontrolle des HBsAg-Verteilungsmusters eindeutig objektiviert und eine ineffektive Therapie frühzeitig abgebrochen werden.

Literatur

Bianchi L (1980) Virusantigen in liver tissue in correlation to inflammation by hepatitis B. Virus and liver. MTP Press, Lancaster

Bianchi L, Gudat F (1975) Core- und Hüllenantigen des Dane-Partikels im Lebergewebe; Beziehung zu den Verlaufsformen der Hepatitis B. Leber Magen Darm 5:180

Drescher M, Ohlen J, Korb G, Selmair H (1981) Hepatitis B: Bedeutung der Immunfluoreszenzmikroskopie für Differentialdiagnose und Prognose chronischer Verlaufsformen. Leber Magen Darm 11:1

Ohlen J, Selmair H, Drescher M (1982) Früherkennung und Differentialdiagnostik chronischer Verlaufsformen der Virushepatitis B. Lab Med 6:82

Selmair H, Ohlen J, Drescher M (1982) Entscheidungskriterien für eine immunsuppressive Therapie bei chronisch-aggressiver Hepatitis B. Acta Med Austriaca 9:127

Resultate der immunsuppressiven Therapie der chronisch-aggressiven Hepatitis B

H. SELMAIR und J. OHLEN

Vorbemerkung

Es besteht heute Einigkeit, daß die viral verursachte chronisch-aggressive Hepatitis B keinesfalls pauschal eine Indikation für eine immunsuppressive Therapie darstellt. Es entsprach aber der Erfahrung, daß in ausgewählten, aktiven und progredienten, insbesondere schubweise nekrotisierend verlaufenden Fällen durch eine immunsuppressive Therapie eine Remission erzielbar ist. Dies ist auch morphologisch dokumentierbar: Es resultieren nach 1- bis 2jähriger Therapie dann histologische Bilder, die als chronisch-persistierende Hepatitis interpretiert werden könnten.

Wir haben neben diesen klinischen und morphologischen Besonderheiten nach weiteren Kriterien gesucht, die uns einerseits die Indikationsstellung zur Einleitung der immunsuppressiven Therapie erleichtern sowie andererseits das Ansprechen auf die Behandlung dokumentieren könnten.

Über Ergebnisse immunfluoreszenzmikroskopischer Untersuchungen bei der CAH-B und die Typisierung der verschiedenen klinischen Verlaufsformen anhand des immunhistologischen Bildes wird an anderer Stelle berichtet (Drescher et al. 1981; s. auch Beitrag Ohlen u. Selmair, S. 26–29, dieser Band).

Indikation zur Therapieeinleitung

Fälle von CAH-B mit den nachfolgend zusammengefaßten Kriterien wurden, falls nicht sonstige Kontraindikationen vorlagen, der Behandlung zugeführt: Lichtmikroskopischer Befund einer progredient-floriden CAH; fluoreszenzoptischer Nachweis eines HBsAg-Typs II oder III (membranöse bzw. zusätzlich zytoplasmatische Surfacefluoreszenz) (Selmair et al. 1982); klinisch-chemisch Zeichen hoher Aktivität und klinisch 2 nekrotische Schübe in den zurückliegenden 6 Monaten sowie starke Beeinträchtigung des Allgemeinbefindens.

Krankengut

42 Fälle (23 männlich, 19 weiblich) wurden mindestens 2, maximal 4 Jahre immunsuppressiv therapiert (16 Patienten länger als 3 Jahre). Alle Patienten wurden vor Beginn laparoskopisch und leberbioptisch untersucht. Immunhistologisch wiesen 20 Fälle einen HBsAg-Typ II (membranöse Fluoreszenz), 22 einen HBsAg-Typ III (membra-

Die immunsuppressive Therapie der chronisch-aktiven Hepatitis (Hrsg. W. Dölle)
© Springer-Verlag Berlin Heidelberg 1984

nöse und zytoplasmatische Surfacefluoreszenz) auf. Verlaufsbiopsien wurden anfänglich möglichst in 6monatigem Abstand durchgeführt. Fälle, bei denen die Therapie abgesetzt werden mußte, sind in der Studie nicht enthalten.

Therapie und Dosierung

Es wurde in allen Fällen eine Kombinationsbehandlung mit Prednisolon und Azathioprin in einer initialen Dosierung von 30 mg bzw. 150 mg durchgeführt. Die Erhaltungsdosis von Prednisolon wurde, je nach dem erreichten Therapieeffekt, beurteilt nach Aktivität und Progredienz des Prozesses anhand klinisch-chemischer und histologischer Parameter, auf 5–15 mg, die von Azathioprin auf 100–150 mg festgesetzt.

Ergebnisse

Bei 27 Patienten (64%) wurde eine Remission der CAH histologisch dokumentiert. Bei 15 Patienten war der Krankheitsverlauf weiter unverändert bzw. histologisch nicht gebessert. Die wesentliche Erfahrung war, daß sich bei jenen Fällen, die auf die Therapie ansprachen, auch eine Veränderung im fluoreszenzoptischen HBsAg-Verteilungsmuster dokumentieren ließ: In diesen Fällen war ein Wechsel der HBsAg-Immunfluoreszenz vom Typ II bzw. Typ III zu Typ I (rein zytoplasmatische HBsAg-Fluoreszenz) nachzuweisen. Dieser Wechsel des Verteilungsmusters korrelierte mit rückläufigen Enzymaktivitäten und einem Absinken der IgG-Konzentration im Serum sowie einem gebesserten lichtmikroskopischen Befund.

Schlußfolgerung

Bei Fällen von prognostisch besonders ungünstiger, rasch progredienter CAH-B haben wir Auswahlkriterien für eine immunsuppressive Therapie festgelegt unter Berücksichtigung des fluoreszenzoptischen Verteilungsmusters des HBsAg im Lebergewebe. Ein Ansprechen auf die Behandlung im Sinne einer Remission des Krankheitsverlaufes wurde in ⅔ der behandelten Fälle beobachtet, wobei sich jeweils auch das HBsAg-Verteilungsmuster in der Immunfluoreszenzmikroskopie änderte. Bei einem Aussetzen der Therapie wurde nach 4–6 Monaten in der überwiegenden Mehrzahl der Fälle wieder das früher beobachtete HBsAg-Expressionsmuster festgestellt.

Ob die Spätprognose der CAH-B bei diesem ausgewählten Krankengut durch die immunsuppressive Behandlung generell verändert bzw. gebessert werden kann, bleibt vorläufig offen. Eine wenigstens vorübergehende Remission aber ist in der Mehrzahl zu erzielen. Die Nebenwirkungen einschließlich der Möglichkeit einer späteren Entwicklung eines primären Leberkarzinoms sind bei den Überlegungen zur Einleitung der Therapie in Ansatz zu bringen und kritisch dem zu erwartenden schicksalhaften Verlauf bei unbehandelten Fällen gegenüberzustellen.

Literatur

Drescher M, Ohlen J, Korb G, Selmair H (1981) Hepatitis B: Bedeutung der Immunfluoreszenz-mikroskopie für Differentialdiagnose und Prognose chronischer Verlaufsformen. Leber Magen Darm 11:1

Selmair H, Ohlen J, Drescher M (1982) Entscheidungskriterien für eine immunsuppressive Therapie bei chronisch-aggressiver Hepatitis B. Acta Med Austriaca 9:129

Diskussion

(Moderator: E. PERINGS)

THALER: Verschiedene Kollegen meinen, daß 2 nekrotische Schübe eine weitere Indikation für den Einsatz einer immunsuppressiven Therapie sind. In diesem Zusammenhang möchte ich auf das δ-Antigen hinweisen. Wir müssen bei allen chronischen Hepatitis-B-Fällen, bei denen sich ein nekrotischer Schub ereignet, möglichst das δ-Antigen bestimmen lassen. Wenn δ-Antigen vorhanden ist, dann sollte man natürlich von einer immunsuppressiven Therapie absehen.

DÖLLE: Ich würde gerne von Ihnen wissen, bei wievielen Patienten eine Serokonversion aufgetreten ist, wie lange die durchschnittliche Beobachtungszeit war, welche Dosierung Sie benutzt haben und ob Sie eine Mono- oder eine kombinierte Therapie angewandt haben. Vielleicht könnten Sie auch dazu Stellung nehmen, ob bei der HBsAg-positiven chronisch-aktiven Hepatitis eine relativ kurzfristige Behandlung, die dann wieder abgesetzt wird, zu einer Serokonversion führt.

SELMAIR: Beobachtungszeit: im Durchschnitt 3 Jahre; kombinierte Therapie mit Prednisolon; initiale Dosierung 30 mg plus 150 mg Azathioprin. Als Erhaltungsdosis, die anhand des histologischen Befundes und den klinisch-chemischen Parametern ermittel wurde, nahmen wir 5–15 mg Prednisolon und 100–150 mg Azathioprin. Wir haben bei 6 Fällen versucht, durch abruptes Absetzen die Serokonversion zu provozieren, die jedoch bei keinem Fall eintrat. Unabhängig davon beobachteten wir 2 Fälle von Serokonversion nach 3 Jahren.

MÜLLER: Ich kann nicht bestätigen, daß bei einer klinisch-chemischen Besserung eine Verschiebung der HBsAg-Expression in der Leber zum Typ I gefunden wird. Wir haben immer nur dann eine Besserung gesehen, wenn es zu einer Serokonversion von HBeAg nach Anti-HBe kam. Und auch in diesen Fällen haben wir dann keine Verschiebung des Immunfluoreszenzmusters in Richtung des von Ihnen beschriebenen Typ I beobachten können.

Ein weiterer Punkt: Wir haben mehrere Fälle gesehen, die trotz Serokonversion DNS-P-positiv blieben. In der Literatur sind inzwischen solche Fälle auch beschrieben worden. Wenn HBV-spezifische DNS-Polymerase weiterhin im Serum nachgewiesen werden kann, so bleibt die Aktivität der Erkrankung trotz Serokonversion von HBeAg nach Anti-HBe erhalten. Nach unseren Erfahrungen finden dann auch keine Veränderungen im Immunfluoreszenzmuster statt. Deshalb glaube ich, daß wir zur Verlaufsbeobachtung dieser Fälle mehr als die bisher üblichen Parameter brauchen, und die Untersuchungen auch die Messung der HBV-DNS-P oder der HBV-DNS selbst umfassen sollten.

KORB: Wie oft kommt es zu einer spontanen Serokonversion?

Die immunsuppressive Therapie der
chronisch-aktiven Hepatitis (Hrsg. W. Dölle)
© Springer-Verlag Berlin Heidelberg 1984

MAIER: Die Ergebnisse der Literaturdaten, die die Japaner und die Redecker-Gruppe publiziert haben, geben eine spontane HBe-Konversionsrate bei Nichttherapierten von etwa 16–20% pro Jahr an. Die HBs-Konversion ist recht selten (in 6 Jahren 2 Fälle), die e-Konversion jedoch viel häufiger (jeder 6. Patient pro Jahr).

MÜLLER: Meines Erachtens sind diese Zahlen zu hoch gegriffen. Ich bin nach unseren Verlaufsbeobachtungen davon überzeugt, daß die Zeitdauer der Erkrankung bei der Betrachtung solcher Prozentsätze mit einbezogen werden muß. Je länger die Erkrankung dauert, um so weniger häufig scheinen spontane Serokonversionen vorzukommen und je kürzer die Zeitdauer ist, um so häufiger werden sie beobachtet, so daß diese Prozentzahlen sehr schwanken können. Es müßte mit angegeben werden, wie lange die Erkrankungen schon dokumentiert sind und das ist in beiden Studien nicht der Fall.

KORB: Würden Sie sagen, daß es sich bei einem Patienten, bei dem nach 6–7 Jahren eine Therapie begonnen wird, um einen Therapieeffekt handelt, wenn es zu einer Serokonversion kommt?

MÜLLER: Nein, das würde ich nicht sagen. Es ist auch dann noch eine spontane Serokonversion möglich. Deswegen müssen solche Studien mit einem unbehandelten Kontrollkollektiv gemacht werden, und diese Kollektive müssen genügend groß sein, um die Zahl der spontanen Serokonversionen abzudecken. Solche Studien liegen aber meines Wissens bis heute nicht vor.

BERG: Ein Artikel von Norkrans et al. (Scand J Gastroenterol 1982, 17:383–387) hat mich etwas überrascht; demnach erfolgt die Serokonversion oft in den Fällen, in denen die chronische Hepatitis in die Zirrhose übergeht, und es heißt, daß die Serokonversion nicht unbedingt ein erfreuliches Zeichen ist und Ausheilung bedeutet.

MÜLLER: In der Literatur wurde auch behauptet, daß die Serokonversion von HBeAg nach Anti-HBe ein Zeichen für die mögliche Bildung eines Hepatoms ist. Anti-HBe-Bildung war bei diesen Langzeitbeobachtungen an Eskimos in Alaska das erste serologische Merkmal für die Entwicklung eines Karzinoms.

MAIER: Ich glaube, daß alle unsere therapeutischen Maßnahmen die Serokonversionsrate, wenn auch in prozentual unterschiedlichen Ausmaßen, zu supprimieren scheinen. Das ist nach meinem Dafürhalten der wesentliche Grund dafür, mit einer solchen Behandlung zurückhaltend zu sein, auch wenn es Anzeichen gibt, daß die Serokonversion nicht nur positiv zu werten ist.

Herr Selmair, wie verlief die Erkrankung bei den 64% der Patienten, welche durch die Therapie in eine Remission kamen, nach diesen 3 Jahren?

SELMAIR: Sie werden im Augenblick von uns noch weiter beobachtet, sie sind nach wie vor in der Remission.

PERINGS: Kann man aufgrund Ihrer Untersuchungen sagen, daß die HBsAg-positive Hepatitis immunsuppressiv behandelt werden kann?

SELMAIR: Wir sind der Auffassung, daß die Indikation dann vorhanden ist, wenn es sich um hochaktive, progrediente Fälle von HBsAg- und HBeAg-positiver Hepatitis handelt, wobei sowohl die Lichtmikroskopie, als auch die klinisch-chemischen Parameter, der klinische Verlauf und zusätzlich das Surfaceexpressionsmuster in der Immunfluoreszenz entscheidende Indikationshinweise sind. Wenn diese Kriterien gegeben sind, sind wir der Auffassung, daß eine immunsuppressive Behandlung erfolgen sollte.

DÖLLE: Wie oft mußten Sie aufgrund von unerwünschten Wirkungen absetzen?

SELMAIR: Bei 5 Patienten, also etwa 10%.

DÖLLE: Das ist ja nicht wenig. Ich habe der Therapie gegenüber noch gewisse Vorbehalte. Ich würde die Behandlung erst befürworten, wenn ein Kontrollkollektiv, das nicht behandelt und über 3 Jahre beobachtet wurde, schlechter abschneidet als das behandelte Kollektiv. So lange haben wir nicht den Beweis, daß diese Behandlung wirklich für die Patienten besser ist als keine Behandlung.

PERINGS: Diesen Vorwurf habe ich vor 10 Jahren schon gehört. Damals hatten wir enorm hohe Besserungsraten von etwa 80% bei einer (meistens) Monotherapie mit Azathioprin. Damals war unsere Antwort: Kann man das überhaupt noch verantworten, bei solchen Resultaten irgendeine Gruppe von Patienten nicht zu behandeln? Bei Besserungsraten bis 65% hat man meiner Meinung nach keine Wahl mehr. Als Kontrolle haben wir damals von 30 Patienten in Behandlung 15 abgesetzt und 15 weiterbehandelt. Wir haben alle 1 Jahr lang kontrolliert. Die 15 Weiterbehandelten hatten gleichbleibend normale Parameter, die 15 Abgesetzten hatten sämtlich verschlechterte Parameter.
Ich würde aufgrund der Untersuchungen von Herrn Selmair und unseren zurückliegenden eigenen Untersuchungen keine Kontrollgruppe fordern.

DÖLLE: Sie haben recht. Aber die Studie, in der Sie bei der Hälfte der Patienten die Behandlung abgesetzt haben, ist ja schon ein guter Hinweis.

BERG: In *Hepatology* ist 1982 eine kontrollierte Studie von Wu et al. aus Hongkong über die Therapie der HBsAg-positiven chronisch-aktiven Hepatitis erschienen (Hepatology 2:777–783). Dabei wurde auch die Histologie bei 2 Kollektiven kontrolliert, nämlich der Placebogruppe und der Gruppe, der Prednisolon in einer Anfangsdosis von 15–20 mg und einer Erhaltungsdosis von 10 mg verabreicht wurde. Leider dauerte die Studie nur 2 Jahre. Aber man hat bei der Histologie gefunden, daß die Veränderungen an den Grenzlamellen bei den Therapierten stärkere Veränderungen aufwiesen als bei den Kontrollen. Daraus wurde gefolgert, daß der Fortgang der Zirrhose durch die Therapie mit Prednisolon nicht aufgehalten werden kann.

MÜLLER: Ich möchte eigentlich Herrn Selmair mit einer kleinen Abänderung zustimmen. Er hat gesagt, daß bei diesen hochprogredienten HBsAg-, HBeAg-positiven Patienten therapiert werden sollte.

Ich würde sagen: „therapiert werden könnte oder kann", weil ich die Bedenken teile, die Herr Dölle geäußert hat. Es gibt inzwischen drei placebokontrollierte Studien über die HBsAg- und HBeAg-positive Hepatitis. Die erste ist die eben von Herrn Berg zitierte Lam-Studie, die gezeigt hat, daß eine Prednisolon-Behandlung sehr viel schlechtere Ergebnisse erbracht hat, als eine Placebo-Therapie. Die Überlebensraten im prednisolon-behandelten Kollektiv waren kürzer als im placebobehandelten Kollektiv obwohl die Letalitäts-Ziffern in beiden Gruppen etwa gleich waren. Von Liaw aus Taiwan gibt es eine zweite Studie an einer kleinen Zahl von Patienten, die eine Kombinationsbehandlung von Prednisolon und Azathioprin enthielten. Die behandelte Gruppe hatte bessere Remissionsraten als die Kontrollgruppe. Und nun gibt es auch die ersten Ergebnisse der EASL-Studie. Bis März dieses Jahres wurden in dieser Studie 11 Todesfälle registriert. Der Code wurde nun gebrochen, und es wurde festgestellt, daß 9 Todesfälle im behandelten Kollektiv und nur zwei in der unbehandelten Gruppe aufgetreten waren. Die Studie wurde daraufhin beendet. Auch hier schnitt also die behandelte Gruppe wesentlich schlechter ab.

Der Grund, warum ich mit Herrn Selmair trotzdem darin übereinstimme, daß die hochaktiven, progredienten HBeAg-positiven Hepatitiden behandelt werden können, ist der symptomatische Effekt dieser Therapie. Die Patienten fühlen sich in der Regel besser, die Aktivitäten der Transaminasen und die Gammaglobuline fallen, es bessert sich sogar, wie wir immer wieder sehen, auch gelegentlich der histologische Befund. Sicher ist eine Behandlung mit Immunsuppressiva aber keine kausale Therapie. Die Frage, ob die Therapie dem Patienten als Langzeitbehandlung nutzt, bleibt offen. Sie ist noch nicht geklärt. Leider scheint eine immunsuppressive Therapie aber komplikationsträchtig zu sein und die Letalitätsrate ist möglicherweise höher als bei den nicht behandelten Patienten. Der Grad der Progredienz ist meines Erachtens der entscheidende Indikator für oder gegen eine Behandlung mit Immunsuppressiva.

PERINGS: Wenn ich das zusammenfassen darf: Wir haben kontroverse Meinungen gehört, müssen jedoch bedenken, daß wir die Grundlagen der Studien in der Literatur nie ganz durchschauen können. Deshalb ist es immer schwierig, sich auf vorangegangene Studien zu beziehen. Hier haben wir eine Gruppe von Experten sitzen, die wir fragen können. Deshalb haben die Aussagen von Herrn Selmair für mich aufgrund der Erfahrungen, die ich gemacht habe, einen besonderen Wert.

Sicherlich können wir einen Kompromiß finden, dem auch Herr Dölle zustimmen kann. Man kann wohl sagen, daß man aufgrund der Erfahrungen von Herrn Selmair und seinen Mitarbeitern versuchen kann, hochaktive, progrediente Fälle unter der Berücksichtigung des Befindens des Patienten im einzelnen Fall immunsuppressiv zu behandeln.

DÖLLE: Zum Vortrag von Herrn Müting noch eine Frage: Was verstehen Sie in der Abwartephase unter Basistherapie?

MÜTING: Unter Basistherapie verstehen wir folgendes. Der Patient darf absolut keinen Alkohol trinken. Was die Diät betrifft, so kann er essen, was ihm bekommt. An Medikamenten geben wir 2 Sachen, die in ihrer Wirkung sicher sind, nämlich Laktulose und ammoniaksenkende Aminosäuren. Unsere Patienten mit chronisch-aggressiver Hepatitis haben häufig schon sehr hohe Ammoniakwerte, und diese Medikation tut ihnen subjektiv gut. Außerdem etwas sehr wichtiges: Sonnenbäder und Grippeschutzimpfungen sollten vermieden werden. Wir haben immer wieder gesehen, daß der Prozeß danach wieder aufflackert. Auch von der Sauna ist abzuraten. Schon beim Gesunden steigen in der Sauna die Transaminasen an. Wir haben 2 Präkomata nach Saunabesuch erlebt.

PERINGS: Bezogen sich Ihre ganzen Nebenwirkungsraten auf eine kombinierte Therapie?

MÜTING: Ja.
   Noch ein Wort zu Ulkus und Erosion. Wir haben automatisch vor der Therapie Gastroskopien gemacht und dabei etwa in 22% der Fälle Erosionen und in 25% Ulzera, v. a. des Duodenums, aber auch des Magens gefunden. Ich halte diese Befunde aber nur für eine relative Kontraindikation, die man ignorieren kann, wenn wirklich eine Notwendigkeit besteht.

PERINGS: Bezogen sich die Nebenwirkungen der kombinierten Therapie auf Kortikoide?

MÜTING: Ja. Bei einer 10-Jahres-Studie an 144 Patienten, auf die ich später noch zu sprechen kommen werde, bekamen etwa 70 Patienten Kortikoide oder Immunsuppressiva. Die Nebenwirkungen durch Kortikoide betrugen 66%, durch Azathioprin nur 12%. Die Nebenwirkungen beinhalteten in erster Linie chronische Pankreatitis.

PERINGS: Was Sie bezüglich Ulkus, Niere, Glaukom aufführten, waren das Kortikoidnebenwirkungen?

MÜTING: Ja.

SELMAIR: Bei unserer Studie waren es nur wenige Fälle; aber alle 5, die wir absetzen mußten, hatten Glukokortikoidnebenwirkungen, keine Azathioprinnebenwirkungen.

Resultate der immunsuppressiven Therapie

H. Henning

Die Indikation zur immunsuppressiven Therapie, in der Regel als Kombination von Azathioprin (durchschnittlich 100 mg tgl.) und Prednisolon (durchschnittlich 15 mg alle 2 Tage), wird von uns bei aggressiver chronischer Hepatitis gestellt, wenn nach etwa 1jähriger Verlaufsbeobachtung eine erhebliche Aktivität des Prozesses vorliegt, die keine Tendenz zur Spontanheilung erkennen läßt. Fortgeschrittene zirrhotische Umbauvorgänge, insbesondere mit signifikanter Einschränkung der Laborparameter für die Syntheseleistung der Leber (Cholinesterase, Gerinnungsfaktoren), stellen ein Kriterium zum Ausschluß von der Therapie dar.

Von 1968 bis etwa 1972 wurde der morphologische Befund (Laparoskopie und Histologie) für die Diagnose als praktisch allein entscheidendes Kriterium betrachtet. Zunehmend haben wir seitdem auch den klinischen Verlauf in die Beurteilung miteinbezogen. Eine HBsAg-Persistenz wurde von uns nicht als Kontraindikation betrachtet. Die Tatsache, daß HBsAg- und HBeAg-positive Fälle einer aggressiven chronischen Hepatitis gehäuft stark aktive Verläufe zeigen, hat dazu geführt, daß sich unter unseren immunsuppressiv behandelten Patienten auch gehäuft Fälle mit positivem HBsAg-Befund finden.

Im Laufe der letzten 18 Monate haben wir in Föhrenkamp 43 HBsAg-positive Fälle einer aggressiven chronischen Hepatitis nach 2- bis 10jähriger Therapiedauer nachbeobachtet. Die Beurteilung der Therapieergebnisse erfolgte in der Zusammenschau aller verfügbaren klinischen, biochemischen und morphologischen Befunde (Tabelle 1).

Eine 2. Gruppe von 50 HBsAg-positiven Patienten war nicht immunsuppressiv behandelt worden, in der Regel, weil ihr Leberprozeß offenbar weniger aktiv verlief (Tabelle 2). Dabei fiel ein relativ hoher Anteil HBeAg-negativer Fälle auf. Die Patientengruppe repräsentiert mit Vorbehalt den natürlichen Verlauf einer mäßig aktiven,

Tabelle 1. Immunsuppressive Therapie bei 43 HBsAg-positiven Patienten mit CAH. Nachbeobachtung nach 2- bis 10jähriger Therapiedauer. *1* ist die Gesamtzahl. *A* Azathioprin, *P* Prednisolon, *AP* Kombination Azathioprin und Prednisolon, + gut, = unverändert, − schlechter

CAH	Zahl	Therapie	Dauer Jahre	Resultate +	=	−	Bemerkungen
1. HBsAg-positiv	43	A: 6 P: 4 AP: 33	2−10	31	7	5	
2. HBeAg-positiv	30	A: 4 P: 4 AP: 22	2−9	20	5	5	
3. HBeAg-negativ	13	A: 2 P: 0 AP: 11	2−5	11	2	0	

Die immunsuppressive Therapie der chronisch-aktiven Hepatitis (Hrsg. W. Dölle)
© Springer-Verlag Berlin Heidelberg 1984

Tabelle 2. Keine immunsuppressive Therapie bei 50 HBsAg-positiven Patienten mit CAH. Nachbeobachtung nach 2–5 Jahren. *1* ist die Gesamtzahl. Abkürzungen wie in Tabelle 1

CAH	Zahl	Therapie	Dauer Jahre	Resultate +	=	−	Bemerkungen
1. HBsAg-positiv	50˙	0	2–5	16	30	4	
2. HBeAg-positiv	16	0	2–5	4	11	1	
3. HBeAg-negativ	34	0	2–5	12	19	3	

Tabelle 3. Immunsuppressive Therapie bei 24 HBsAg-positiven Patienten mit CAH. Beobachtung nach 4wöchiger Therapiedauer. Erläuterungen s. Tabelle 1

CAH	Zahl	Therapie	Dauer Wochen	Resultate +	=	−	Bemerkungen
1. HBsAg-positiv	24	AP: 24	4	22	2	0	
2. HBeAg-positiv	20	AP: 20	4	18	2	0	
3. HBeAg-negativ	4	AP: 4	4	4	0	0	

aggressiven chronischen, HBsAg-positiven Hepatitis. Sie ist nur sehr begrenzt mit der Gruppe der immunsuppressiv Behandelten vergleichbar.

Eine 3. Gruppe schließlich umfaßt 24 HBsAg-positive Patienten, bei denen wir im Verlauf des letzten Jahres eine immunsuppressive Therapie begonnen haben. Die erste Verlaufsbeurteilung erfolgte anhand der Aminotransferasen vor Therapiebeginn und nach 4wöchiger Therapiedauer (Tabelle 3).

Unsere Daten können keinen wissenschaftlichen Beweis der positiven Wirksamkeit einer immunsuppressiven Therapie der HBsAg-positiven aggressiven chronischen Hepatitis darstellen. Dennoch geben sie unseres Erachtens auch bei vorsichtiger Interpretation einen bedeutsamen Hinweis in diese Richtung. Keineswegs aber läßt sich eine Verschlechterung durch die Therapie herauslesen. Die eher günstigen Therapieresultate werden durch zahlreiche Kasuistiken unterstützt.

Diskussion

(Moderator: E. Perings)

Dölle: Bei dieser Darstellung, Herr Henning, würde doch, wenn in der unteren Gruppe ein leichterer Fall etwa gleich geblieben ist, ein solcher Befund in der oberen Gruppe unter „gebessert" eingestuft?

Henning: Ich bin mir darüber im klaren, daß diese Befunde keine große Beweiskraft haben. Aber sie zeigen deutlich, daß die immunsuppressive Therapie berechtigt ist. Die untere Gruppe hatte eine primär günstige Prognose, und der Zustand der Patienten hat sich nur in wenigen Fällen verschlechtert. Aber die deutliche und sorgfältig kontrollierte Verbesserung in der oberen Gruppe macht mich besonders hoffnungsvoll. Interessanterweise liegen die Zahlen etwa in der gleichen Größenordnung wie in der Studie von Herrn Selmair.

Bannaski: Wir sind durch Zufall sehr früh zur Behandlung der Lebererkrankung durch immunsuppressive Therapie übergegangen. 1973 haben wir eine erste Arbeit erstellt, die den Verlauf und die Ergebnisse über 10 Jahre schildert. Dabei ging es um 300 histologisch gesicherte chronisch-aggressive Hepatitiden. Dann haben wir 1982 über 421 Fälle berichtet und die Ergebnisse aufgezeichnet. Die Erfolgsergebnisse der beiden Studien sind ungefähr gleich. 70% der Fälle haben sich gebessert, 20% sind gleich geblieben und 10% haben sich verschlechtert. Wir haben die immunsuppressive Therapie sehr vorsichtig dosiert und eigentlich nie mehr als täglich 50 mg Azathioprin oder 4, 8, höchstens 16 mg Kortison gegeben. Dadurch sind die Nebenwirkungen geringer, ohne daß die Effektivität leidet. Diese geringe Dosierung hatte genau denselben Erfolg, den Herr Selmair vorgezeigt hat, und diese Verbesserung konnte auch histologisch verifiziert werden.

Hat von Ihnen jemand Erfahrungen mit der Minidosierung der immunsuppressiven Therapie gesammelt?

Thaler: Herr Bannaski, wir machen das auch so wie Sie. Wenn es sich nicht um hoch- oder höchstaktive Fälle handelt, beginnen wir meistens mit 10 mg Prednisolon und 100 mg Azathioprin und haben genau die gleichen Resultate wie Sie. Dabei haben wir eine erstaunliche Beobachtung gemacht. Wenn die Remission erreicht ist, gehen wir mit der Dosis herunter. Es gibt dann nicht wenige Fälle, die noch mit ausschließlich 2,5 mg Prednisolon in der Remission zu halten sind. Das sind „homöopathische" Dosen, da sie weit unter der Eigenproduktion der Nebenniere liegen. Aber trotzdem ereignet sich bei diesen Patienten ein Rückfall, wenn das Medikament abgesetzt wird.

Berg: Ich glaube, hier spielt die Individualität des Immunsystems eine erhebliche Rolle. Da die immunologische Aktivität jedoch durch entsprechende Teste nicht evaluierbar ist, wird man die immunsuppressive Therapie individuell, d. h. von Fall zu Fall, titrieren müssen.

Die immunsuppressive Therapie der
chronisch-aktiven Hepatitis (Hrsg. W. Dölle)
© Springer-Verlag Berlin Heidelberg 1984

Ein Fall, den wir in der Klinik seit fast 10 Jahren beobachteten, unterstreicht dieses auch von Herrn Thaler hervorgehobene Konzept. Ein junges Mädchen von 19 Jahren, seit 12 Jahren bei uns bekannt, wurde wegen einer lupoiden Hepatitis mit ausgeprägter Hypergammaglobulinämie bei uns behandelt. Sie stand halbjährlich in Kontrollen. In den letzten 2 Jahren konnte dann die Steroidtherapie von 7,5 auf 5 mg reduziert werden. Sie war immer beschwerdefrei, hatte auch während einer höher dosierten Steroidtherapie nie ein Cushing Syndrom und fühlte sich gesund. Da die Leberbiopsie, die damals vor 2 Jahren durchgeführt wurde, unauffällig war, hatte man sich auf die Reduktion der Steroidtherapie von 7,5 auf 5 mg geeinigt. Innerhalb von einem Jahr entwickelte jedoch die Patientin wieder eine Hypergammaglobulinämie von 26 rel% und die Transaminasen stiegen erneut an. Offensichtlich hatten wir also die Schwellendosis von 7,5 mg unterschritten und einen neuen Schub provoziert.

Auf die häufige Exazerbation erfolgreich behandelter Patienten mit autoimmuner Hepatitis nach Absetzen des Präparates wurde kürzlich auch von Hegarty et al. (Hepatology 1983, 3:685–689) hingewiesen. In dieser Studie kam es bei 87% der Patienten mit autoimmuner chronisch aktiver Hepatitis, die in Remission waren zwischen 1,5 und 9 Jahren, wieder zum Schub.

PERINGS: Meiner Meinung nach handelt es sich bei solchen Fällen um eine echte Spontanremission. In diesem Punkt ziehe ich mich auf eine Aussage meines ersten klinischen Lehrers Heilmeyer zurück, der einmal gesagt hat: „Einzelfälle haben für die Medizin nur anekdotischen Charakter".

DÖLLE: Zur Frage der Langzeitbehandlung mit Minimaldosen: Wie lange warten Sie, bevor Sie wieder höhere Dosierungen geben, wenn Sie abgesetzt haben, und auf welche Größenordnung steigen die Transaminasen an?

Ich verfüge auch nur über Erfahrungen bei einzelnen Patienten, v. a. einem jungen Mädchen mit einer histologisch gesicherten chronischen Hepatitis, das jahrelang kombiniert mit Azathioprin und Prednisolon behandelt worden ist. Nach 3–4 Jahren wurde die Therapie reduziert. Erst hat man das Azathioprin weggelassen, sie bekam nur noch Prednisolon, dann wurde auch das auf Minimaldosen reduziert und schließlich abgesetzt. Es hat mich nicht gestört, daß sie seit 2 Jahren ohne Behandlung mit Transaminasenwerten, die bis 80–90 U/l hochgehen, lebt, da histologische Kontrollen keinerlei Verschlechterung gezeigt haben. Das Krankheitsbild ist also das einer chronisch-persistierenden Hepatitis.

THALER: Bei Fällen, die nach Absetzen der Therapie einen Rückfall bekommen, gehen die Transaminasenaktivitäten oft auf 300–400 E/l hinauf. Aufgrund der Erfahrung mit der indirekten Immunstimulaton warte ich und hoffe, daß eine Serumkonversion eintritt, es sei denn, daß sich ein bedrohliches Krankheitsbild entwickelt.

DÖLLE: Aber weder der Fall von Herrn Berg noch mein Beispiel waren Fälle von Hepatitis B.

THALER: Wenn es sich um eine Non-A-non-B-Hepatitis handelt, gibt es vielleicht auch bei ihr die Möglichkeit einer indirekten Immunstimulation. Deswegen würde ich in solchen Fällen sogar 3–4 Monate warten, um zu sehen, ob sich der Entzündungsschub nicht von allein beruhigt. Bei einer Autoimmunhepatitis ist ein Rückfall natürlich ein Zeichen, daß wir unterdosiert haben. Wir müssen dann die Dosis der Immunsuppressiva wieder steigern, bis die nötige Immuntoleranz wieder gewährleistet ist.

BERG: Ich könnte mir vorstellen, daß dies – vom empirischen Standpunkt – eine ganz elegante Therapieform darstellt, auch für die HBsAg-positiven Fälle. Auf der einen Seite supprimiert man bei dieser Therapie das Immunsystem, wodurch weiterhin HBsAg in die Zirkulation freigesetzt wird. Dieses „shedding" des Antigens könnte eine desensibilisierende Antigendosis darstellen, die also eine Toleranz zu induzieren vermag. Dadurch wird ein Carrierstatus sozusagen provoziert mit Induktion einer „low zone"-Toleranz).

KUNTZ: Etwas Grundsätzliches zum Kortison: Der erste Punkt betrifft die Äquivalenzdosis. In der Industrie gibt es eine große Anzahl von Prednisolonderivaten. Man sollte immer die Äquivalenzdosen vergleichen, denn sie können sehr unterschiedlich sein und bis zum Doppelten eines anderen Präparates innerhalb der Prednisolongruppe ausmachen.

Der zweite Punkt ist, daß eine immunsupprimierte Wirkung ab 8–10 mg Prednisolon und aufwärts eintritt. In der Mittelgruppe liegt die mehr supprimierende Mithilfe, und bei einer niedrigeren Dosierung nutzen wir mehr die antientzündliche bzw. antiphlogistische Wirksamkeit der Kortisone.

STOCKHAUSEN: Zur Dosierung fällt mir ein interessanter Fall aus der Nierentransplantation ein. Wir bekamen Anfang der 70er Jahre einen Bericht, in dem ein Mann (73 kg) nach 4 Jahren auf das Transplantat eingestellt war. Im 5. Jahr bekam er nur jeden 2. Tag eine Tablette Azathioprin, gleich 50 mg. Das würden wir ja, gerade bei Transplantationen, als Unterdosierung betrachten. Man sagte ihm also, daß es sich um eine „homöopathische Dosis", ein Placebo handle, und setzte das Medikament ab. Als die Wirkung nach 3–4 Wochen abgeklungen war, bekam er eine Abstoßungsreaktion und man mußte von vorn beginnen. Das unterstützt die Ansicht, daß auch kleine Dosierungen manchmal wirksam sind.

PERINGS: Wir können also zusammenfassen, daß die immunsuppressive Therapie auch in kleinen Dosierungen wirksam sein kann. Leider wissen wir heute noch nicht, welche Parameter für die Entscheidung, wieviel Azathioprin der einzelne Patient braucht, wichtig sind.

Immunsuppressive Therapie bei chronisch-aggressiver HBeAg-positiver Hepatitis B und chronischer Non-A-non-B-Hepatitis

K. P. Maier

Patienten mit HBeAg-positiver, chronisch-aggressiver Hepatitis B und Personen, welche auf dem Boden einer Non-A-non-B-Posttransfusionshepatitis eine chronisch-aggressive Hepatitis entwickeln, zeigen häufig klinisch, laborchemisch und histologisch eine Progression zur Leberzirrhose.

Diesen Übergang aufzuhalten oder zumindest zu verzögern, ist das Ziel aller therapeutischen Bemühungen.

Die ermutigenden Resultate bei der Behandlung der autoimmunen CAH veranlaßten zahlreiche Untersucher, unabhängig von der viralen Genese der Erkrankungen, Immunsuppressiva in der Behandlung dieser beiden Krankheitsbilder einzusetzen.

Im Falle der HBsAg- und/oder HBeAg-positiven CAH verfolgten wir laborchemisch und histologisch über durchschnittlich 3,8 Jahre 21 Patienten, welche durchschnittlich 1,6 Jahre (0,5–3,0 Jahre) immunsuppressiv behandelt wurden. Im Serum von 9 dieser Patienten war das HBeAg (RIA) nachweisbar, 12 Patienten wiesen dieses Merkmal nicht auf.

Ohne Therapie wurden 22 Patienten über durchschnittlich 2,1 Jahre verfolgt. Diese Patienten erhielten im Durchschnitt 1,6 Jahre lang lediglich Vitaminpräparate, jedoch keine immunsuppressiven Medikamente.

Der histologische Verlauf zeigt, daß der größte Teil der HBeAg-positiven Patienten (8 von 10) der unbehandelten Gruppe zum Zeitpunkt der Kontrolle entweder unverändert die Zeichen einer CAH oder bereits (5 von 10) die Zeichen einer Leberzirrhose aufwiesen, verglichen mit lediglich 2 von 12 HBeAg-negativen Patienten, bei welchen im Nachbeobachtungszeitraum eine Leberzirrhose auftrat.

Im Falle der 9 behandelten HBeAg-positiven Patienten blieb bei 3 die Histologie unverändert, 5 entwickelten eine Leberzirrhose, verglichen mit 4 bzw. 7 der 12 HBeAg-negativen Patienten.

Im Falle der chronisch-aggressiven Non-A-non-B-Hepatitis wurden retrospektiv 15 Patienten histologisch verfolgt. 6 Patienten wurden mit Immunsuppressiva über durchschnittlich 12 Monate (5 Patienten) bzw. 8 Monate (1 Patient) behandelt. 9 Patienten wurden nicht behandelt.

Nach durchschnittlich 24 Monaten (Behandlungsgruppe) bzw. 11 Monaten (unbehandelte Patienten) konnte eine Kontrollbiopsie durchgeführt werden. Diese zeigte in der Therapiegruppe eine histologische Befundbesserung bei einem, einen Übergang in die Leberzirrhose bei 2 Patienten und eine unveränderte CAH bei 3 Patienten. Bei den 9 unbehandelten Personen persistierte die CAH bei 4 Patienten, eine Leberzirrhose entwickelte sich bei einem Patienten und bei 4 Patienten konnte bei der Zweitbiopsie eine CPH diagnostiziert werden.

Diese Daten deuten darauf hin, daß die Mehrzahl der Patienten mit HBeAg-positiver CAH innerhalb kurzer Zeit eine Leberzirrhose entwickelten. Demgegenüber trat eine derartige Entwicklung nur bei 2 von 12 Patienten mit HBeAg-Negativität auf.

Die immunsuppressive Therapie der
chronisch-aktiven Hepatitis (Hrsg. W. Dölle)
© Springer-Verlag Berlin Heidelberg 1984

Unabhängig von der An- oder Abwesenheit des HBeAg war in der behandelten Gruppe eine histologische Befundverbesserung lediglich bei 1 von 12 bzw. 1 von 9 Patienten nachzuweisen.

Dieselben negativen Resultate einer immunsuppressiven Therapie konnten an einer kleinen Zahl von Patienten mit chronisch-aggressiver Non-A-non-B-Hepatitis erhoben werden: Nur 1 von 6 Patienten, welche mit Azathioprin und Prednisolon therapiert wurden, entwickelten eine CPH. Differenzen zur unbehandelten Gruppe zeigten sich nicht.

Zusammenfassend wurde weder im Falle der HBeAg-positiven chronisch-aggressiven Hepatitis B noch bei einer kleinen Zahl von Patienten mit chronisch-aggressiver Non-A-non-B-Hepatitis ein Nutzen einer immunsuppressiven Therapie (Monotherapie mit Steroiden oder Therapie mit Azathioprin und Steroiden) nachgewiesen.

Diskussion

(Moderator: E. Perings)

Müller: Ich bin auch der Ansicht, daß die HBV-DNS, HBsAg und HBeAg positiven Patienten diejenigen sind, die in der Regel die höchste Aktivität haben. Ich würde jedoch nicht allein aus diesen drei Parametern die Indikation zur Therapie stellen, sondern die Klinik als wesentliches Kriterium mit einbeziehen.

Maier: Ich glaube auch, daß eine Vorbeobachtungsphase bei diesen Fällen nicht nur mangels einer kausalen Therapie wichtig ist.

Thaler: Ich möchte als Antithese von einem anekdotischen Fall berichten. Ein 36jähriger Mann mit einer schwersten chronisch aggressiven Hepatitis B im Zirrhosestadium (Abb. 1), HBeAg-positiv, hatte Transaminasenaktivitäten um 400 E/l und Blutammoniakwerte um 150 µg/dl. Er war intensiv ikterisch und hatte Ösophagusvarizen, also eigentlich alle Befunde, die als Gegengründe für eine immunsuppressive Therapie angeführt werden. Wir haben uns aber trotzdem entschlossen, ihn auf diese Weise zu behandeln. Hätten wir es nicht getan, so hätte er wahrscheinlich nur noch

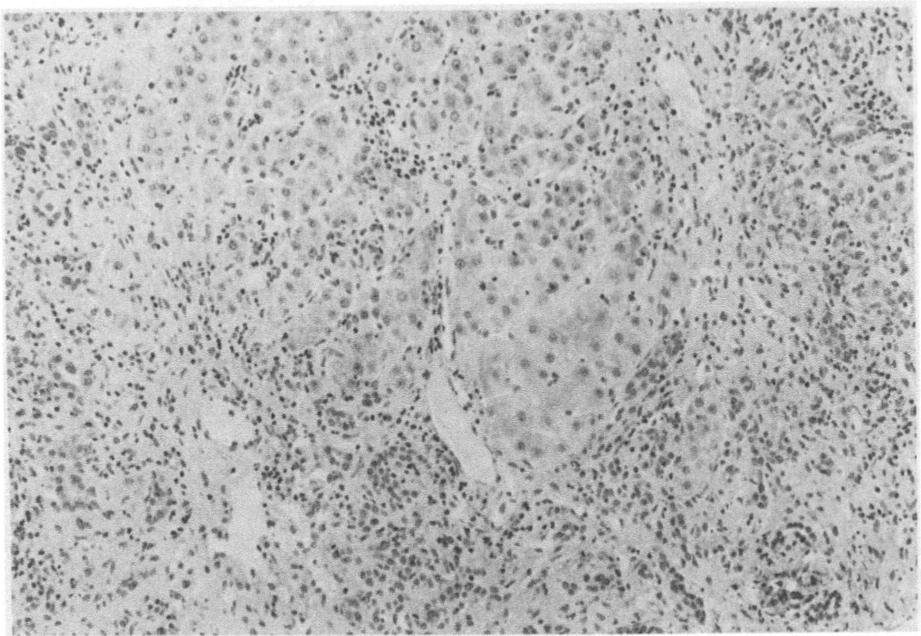

Abb. 1. Histologischer Befund einer Leberzirrhose bei einem 36jährigen Mann mit einer schweren chronisch aggressiven Hepatitis B

Die immunsuppressive Therapie der
chronisch-aktiven Hepatitis (Hrsg. W. Dölle)
© Springer-Verlag Berlin Heidelberg 1984

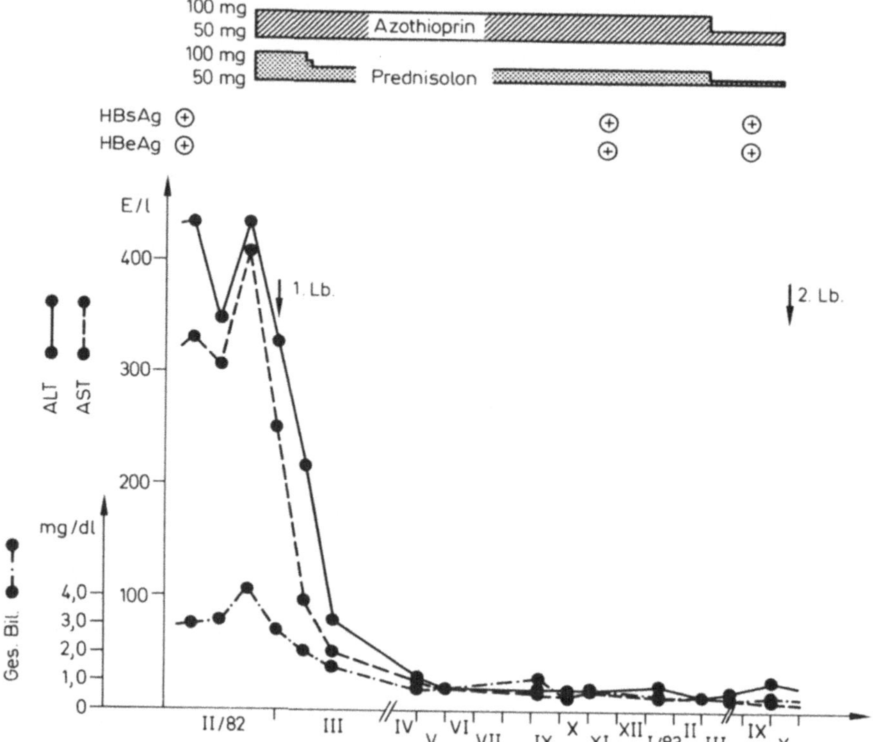

Abb. 2. Krankheitsverlauf bei einem 36jährigen Mann mit schwerer chronisch aggressiver Hepatitis B, welche immunsuppressiv behandelt wurde

ein paar Monate zu leben gehabt. Wir verabreichten 20 mg Prednisolon und 100 mg Azathioprin täglich und erzielten innerhalb eines Monats eine komplette Remission. Alle Laborparameter normalisierten sich und blieben auch normal als wir auf eine Erhaltungsdosis von 5 mg Prednisolon und 25 mg Azathioprin zurückgingen. Die Remission hält seit 2 Jahren unverändert an (Abb. 2). Der Patient ist voll arbeitsfähig, fühlt sich gesund und lebt auch wie ein Gesunder. Der Fall zeigt, daß man in der Medizin keine Dogmen aufstellen sollte.

BANNASKI: Ich stimme Herrn Prof. Thaler zu. Man sollte sich von der Statistik etwas frei machen. Wenn wir am Krankenbett eines Patienten stehen und zusehen, wie das Lebenslicht langsam erlöscht, dann sollten wir nicht deshalb eine immunsuppressive Therapie unterlassen, weil die Parameter nicht stimmen.

Ich wollte Sie fragen, Herr Maier, ob Sie Ihre Behandlungsweise überhaupt nicht von histologischen Ergebnissen abhängig machen?

MAIER: Natürlich ist die Histologie eine entscheidende und wichtige Voraussetzung für meine Therapieentscheidung, genauso wie die Klinik. Aber ich meine auf der anderen Seite auch, daß wir in diesem schwierigen Gebiet gewisse Leitlinien benötigen und daß wir vor allem dem Patienten nicht schaden dürfen. Ich bin durch die zitierten

Studien zur Überzeugung gekommen, daß bei bestimmten laborchemischen Konstellationen unsere therapeutische Aktivität eher von Nachteil für den Patienten ist. Wir alle handeln in einem Fall, wie ihn Herr Thaler geschildert hat, so, daß wir doch eine immunsuppressive Therapie versuchen. Aber wenn wir zu einer rationalen Therapie kommen wollen, müssen wir versuchen, möglichst emotionsfrei Parameter zu finden, welche uns eine Einordnung der Patienten in bestimmte Gruppen gestattet. Wir müssen uns bemühen, möglichst viele objektive Daten zu sammeln.

KORB: Ich möchte auf eine Doppelblindstudie hinweisen, welche mit großem Aufwand durchgeführt wurde, um zu zeigen, ob ein bestimmtes Medikament eine Hepatitis günstig beeinflußt oder nicht. Die Resultate waren nicht schlüssig. Man hat die Fälle aufgeschlüsselt und erkannt, daß die günstigen Folgen bei einer großen Anzahl von Hepatitis-A-Fällen auftraten. Diese konnte man zur Zeit der Studie noch nicht erfassen, weil man das Anti-HAV/IgM noch nicht zur Verfügung hatte. Das zeigt, daß eine aufwendige Studie wertlos war, nur weil ein neuer Laborparameter dazukam. Mit diesem Beispiel möchte ich zeigen, daß die Tatsache, daß es bei der chronisch-aggressiven Hepatitis B Erfolge und Nichterfolge gibt, einfach auch eine Informationslücke widerspiegeln kann.

MÜTING: Aus Zeitgründen ist eine wichtige Fehlerquelle bisher nicht besprochen worden, nämlich die Patienten-Compliance. Bei den Weberschen Studien in der Schettlerschen Klinik betrug sie bei Leberkranken 48%. Dieser Wert um die 50% wurde von anderen klinischen Studien bestätigt, und wir können wohl annehmen, daß es in der „freien Wildbahn" ähnlich zugeht. Von Diabetikern wissen wir, daß höchstens ein Drittel der Patienten die Tabletten nimmt, die wir ihnen geben.

DÖLLE: Das ist sehr wichtig. Eigentlich sollte man bei allen Studien fordern, daß wenigstens stichprobenartig getestet wird, ob die Compliance in den Vergleichsgruppen gleich verteilt ist.

Wir sind hier alle Spezialisten und finden es doch sehr schwer, Leitlinien für die immunsuppressive Therapie der chronischen Hepatitis B zu finden. Deshalb sollten wir vermeiden, den Eindruck zu erwecken, man sei auf diesem Gebiet schon sicher. Sonst gehen irgendwelche Empfehlungen an die Internisten und Allgemeinärzte, die sich nicht ständig mit Leberkrankheiten beschäftigen, und dann könnte kritiklos therapiert werden. Wir müssen klipp und klar sagen, wir wissen im Grunde noch nicht genau, welche Fälle einer chronischen Hepatitis B von der Therapie profitieren. Generell kann man nur sagen, es ist besser, eine Therapie nicht in der Praxis vorzunehmen, sondern etwaige Fälle an Spezialisten in einer Klinik zu überweisen.

KORB: Ich meine, etwas klarer muß man das schon formulieren. Bei den bayerischen Gastroenterologen in München ist in einem Vortrag kategorisch gesagt worden: HBsAg-positive chronische Hepatitiden sind eine Kontraindikation für die immunsuppressive Therapie. Mir sind 2 Fälle bekannt, wo Patienten in einer Klinik immunsuppressiv behandelt und eingestellt worden sind und nach der Entlassung aufgrund dieser Aussage die Therapie wieder abgesetzt wurde.

PERINGS: Vielleicht könnten wir sagen, die nicht viral bedingten Hepatitiden können und sollen immunsuppressiv behandelt werden.

MÜLLER: Die leichten Fälle brauchen jedoch eine längere Vorbeobachtungszeit. Aus der Vorbeobachtung heraus kann sich die Indikation ergeben.

HENNING: Zirrhosen sollten grundsätzlich nicht behandelt werden, wobei „grundsätzlich" bedeutet: in aller Regel nicht, in Ausnahmefällen aber doch.

THALER: Damit bin ich nicht einverstanden. Die hepatitische Zirrhose ist nichts anderes als das Spätstadium der chronisch-aggressiven Hepatitis. Die Frage ist, ob man die Zirrhosefälle an der chronisch-aggressiven Hepatitis sterben lassen, oder ob man doch den Versuch machen soll, die chronisch-aggressive Hepatitis zu bremsen und damit das Leben des Patienten zu verlängern.

PERINGS: Ich bin aus einem bestimmten Grunde im großen und ganzen gegen eine Behandlung bei Zirrhose. Wir haben vor einiger Zeit in Göttingen 22 Patienten, die undifferenzierte Zirrhosen hatten, mit Azathioprin behandelt, und 11 sind gestorben. Wir haben damals gefragt, ist es das natürliche Schicksal einer Zirrhose oder ist es das Azathioprin? Wir haben darauf hin verschiedene Zirrhosemodelle bei einer ganzen Reihe von Ratten gemacht, und von den Tieren, denen als Kontrollgruppe Azathioprin verabreicht wurde, sind immer jeweils 50 % gestorben. Deshalb möchte ich mich Herrn Hennings Definitionen anschließen. Normalerweise sollten Zirrhosen nicht immunsuppressiv behandelt werden, aber in Ausnahmefällen können Spezialisten eine Therapie vornehmen.

MÜTING: Vielleicht können wir sagen, daß die Ausnahmefälle größtenteils Zirrhosen mit deutlicher portaler Hypertension sind. Aszites ist eine Kontraindikation und Ösophagusvarizen sind auch eine Kontraindikation.

PERINGS: Wir sind uns also über die Zirrhosen grundsätzlich einig, und wir sind uns auch einig, daß man bei der nicht viral bedingten chronisch-aggressiven Hepatitis Erfolge mit einer immunsuppressiven Therapie erzielen kann.

MÜLLER: Ich möchte mich mit einer endgültigen Aussage zurückhalten. Ein Abfall der Transaminasen, ein besseres Befinden des Patienten, ein Abblassen des Ikterus, auch eine Besserung der Histologie sind symptomatische Erfolge. Eine Lebensverlängerung braucht daraus nicht zu resultieren.

PERINGS: Herr Müller, aber wenn die Transaminasen nicht mehr hoch sind, gehen weniger Leberzellen zugrunde. Wenn weniger Leberzellen zugrunde gehen, ist der Übergang zur Zirrhose verlangsamt.

MÜLLER: Es ist nicht richtig, daß Aktivitätsanstieg der Transaminasen unbedingt das Untergehen von Leberzellen bedeutet. Es kann auch lediglich auf einen Defekt der Leberzellmembran hindeuten.
   Bei chronischen Hepatitiden vom Typ B ist doch wohl die Infektion als mittelbare oder unmittelbare Ursache der Erkrankung anzusehen. Wir wissen heute, daß eine immunsuppressive Therapie die Virusreplikation in der Leber steigert. Deshalb ist die immunsuppressive Therapie keine kausale, sondern eine symptomatische Therapie.

Wir können also symptomatische Therapieeffekte erzielen. Ob sie zu einer Lebensverlängerung führen, das wissen wir aufgrund der Komplikationsträchtigkeit dieser Therapie nicht mit Sicherheit.

SELMAIR: Der Begriff symptomatisch erscheint mir eigentlich doch ein wenig zu schwach, denn immerhin ist es möglich, daß man damit die Betroffenen jahrelang in den Arbeitsprozeß zurückführt und z. T. sogar Heilungserfolge hat. Eine junge Frau haben wir 6 Jahre lang in der Remission gehalten. Jetzt hatte sie eine Serokonversion und sie wird wahrscheinlich ausheilen. Wer weiß, ob sie diese Serokonversion erlebt hätte und nicht an einer Zirrhose gestorben wäre, hätten wir sie nicht behandelt.

HENNING: Ich glaube, wir können den Terminus Verlängerung der Lebenszeit aus dieser Diskussion herauslassen, da wir ihn einfach nicht beurteilen können. Aber ich finde das Wort „symptomatisch" ein bißchen abwertend.

DÖLLE: Ich gebe Herrn Henning recht, symptomatisch ist nicht scharf definiert, und insofern würde ich vorschlagen, wir sollten die Diskussion um das Wort „symptomatisch" beenden.

MÜTING: Insgesamt wurden von uns in den letzten 13 Jahren an der Heinz-Kalk-Klinik, Bad Kissingen, 650 Patienten mit einer laparoskopisch *und* histologisch gesicherten chronisch-aktiven Hepatitis – oder genauer gesagt – chronisch-aggressiven Hepatitis klinisch und anschließend ambulant behandelt. 557 von ihnen konnten über 5 Jahre, 144 über durchschnittlich 10 Jahre beobachtet werden. Die wichtigsten Ergebnisse dieser 10jährigen retrospektiven Langzeitstudie sollen andhand der folgenden Abbildungen demonstriert werden (Abb. 1).

Von den 144 durchschnittlich 10 Jahre lang behandelten Patienten mit CAH konnten 35 (24,3 %) völlig ausgeheilt werden. Bei ihnen bestand nur noch eine ganz geringe Restfibrose der Leber. Als Maßstab der Ausheilung diente nach 5jähriger

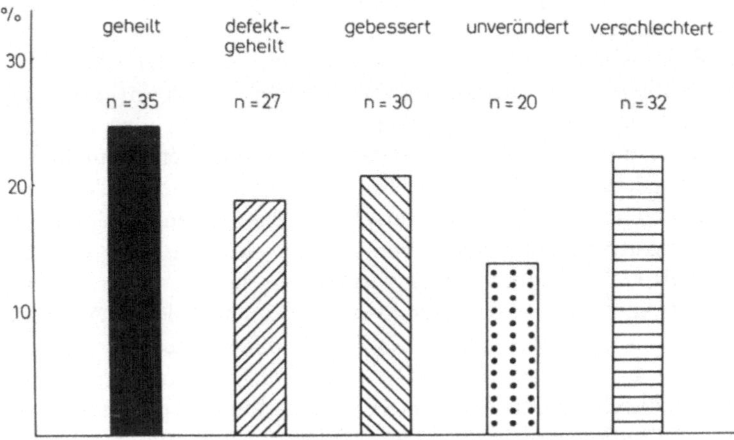

Abb. 1. Ergebnisse einer 10jährigen Behandlung der chronisch-aktiven Hepatitis (n = 144)

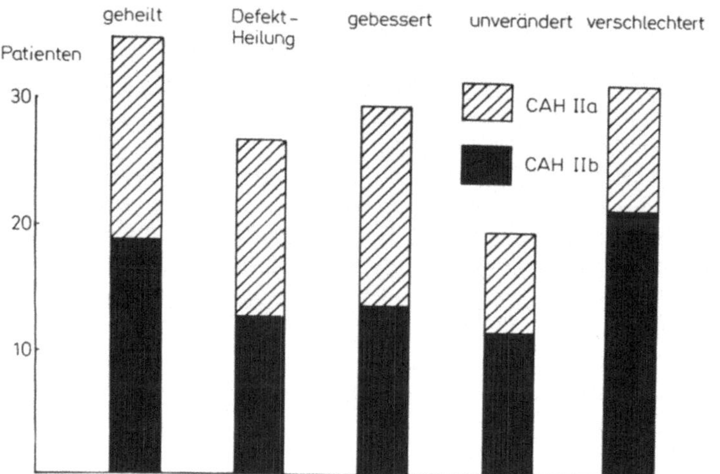

Abb. 2. Bedeutung der entzündlichen Aktivität für die Prognose der chronisch-aktiven Hepatitis nach 10jähriger Behandlung (n = 144)

klinischer und biochemischer Normalisierung eine abschließende Laparoskopie mit Leberbiopsie. Bei weiteren 27 Patienten (18,9 %) kam es zu einer sog. Defektheilung, d. h. zu einem Übergang in eine völlig inaktive Leberzirrhose *ohne* portale Hypertension, die den meisten völlige Arbeitsfähigkeit ermöglichte. Gebessert wurden 30 Patienten (20,8 %), unverändert blieben 20 (13,9 %) und deutlich verschlechtert waren 32 (22,2 %).

Welche Faktoren beeinflußten den Verlauf der CAH unserer Kranken? Hier kommen in erster Linie die HBsAg-Persistenz und das Ausmaß der entzündlichen Aktivität in Frage.

Die entzündliche Aktivität, eingeteilt nach den Kriterien der Züricher Deklaration, zeigt Abb. 2. Der größte Anteil der deutlich erhöhten entzündlichen Aktivität vom Typ II b findet sich bei der Gruppe der verschlechterten und unverändert gebliebenen Patienten, die übrigen liegen unter 50 %.

Eine noch größere Rolle scheint aber die HBsAg-Persistenz zu spielen (Abb. 3). Sie ist mit Abstand am größten in der Gruppe der verschlechterten und unverändert gebliebenen Patienten, während sie bei der gebesserten und geheilten Gruppe um 20–30 % liegt. Noch deutlicher wird die Rolle der HBsAg-Persistenz, wenn man ihren Anteil in Relativprozent wiedergibt (Abb. 4). Hier zeigt sich ein fast linearer Anstieg von 22 % bei den ausgeheilten bis zu 70 % bei den verschlechterten Patienten. Von den 24 HBsAg- und HBeAg-positiven Patienten dieser Gruppe entwickelten bisher 6 Patienten ein primäres Leberzellkarzinom. Diese Tatsache erscheint uns besonders wichtig, da wir bei den HBsAg-negativen Kranken bisher in keinem Falle das Auftreten maligner Lebertumoren beobachten konnten. Wir kontrollieren deshalb unsere Patienten mit entsprechend lange bestehender HBsAg- und HBeAg-positiver CAH alle 2 Jahre prophylaktisch durch Laparoskopie und Computertomographie, um eine Frühdiagnose des primären Leberzellkarzinoms zu erreichen. Das gelang uns bisher in 2 Fällen, die rechtzeitig einer Leberresektion zugeführt werden konnten.

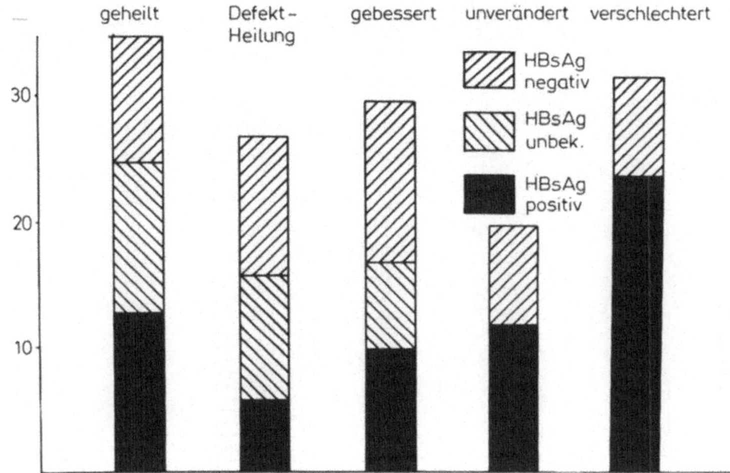

Abb. 3. Bedeutung der HBsAg-Persistenz für die Prognose der chronisch-aktiven Hepatitis nach 10jähriger Behandlung (n = 144)

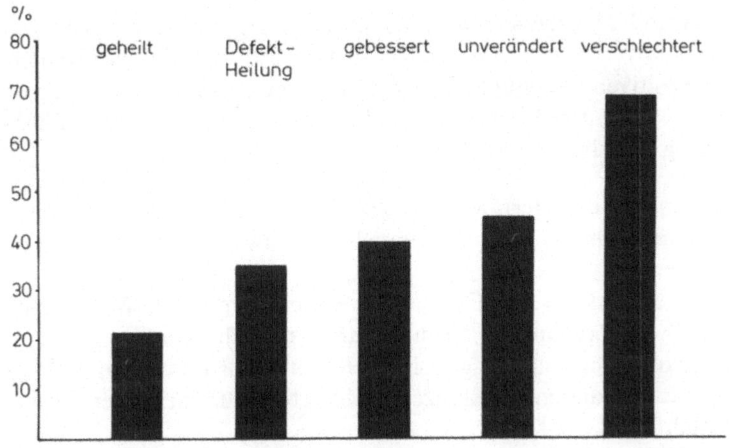

Abb. 4. HBsAg-Persistenz bei chronisch-aggressiver Hepatitis nach 10jähriger Behandlung (n = 144)

Nun zum Einfluß der immunsuppressiven Langzeittherapie auf die Prognose unserer 144 CAH-Patienten. 53 von ihnen erhielten eine Kombinationstherapie mit Prednisolon *und* Azathioprin in einer durchschnittlichen Erhaltungsdosis von 7,5–10 mg Prednisolon bzw. 75 mg Azathioprin tgl. Die Abb. 5 zeigt die Ergebnisse, aufgeschlüsselt nach HBsAg-positiven (n = 26) und HBsAg-negativen bzw. nicht untersuchten Patienten (n = 27). Dabei ist bemerkenswert, daß die Erfolgsrate in der HBsAg-positiven Gruppe mit 3 ausgeheilten, 5 Defektheilungen und 8 gebesserten Patienten nur geringfügig niedriger als in der HBsAg-negativen Gruppe mit 4 geheil-

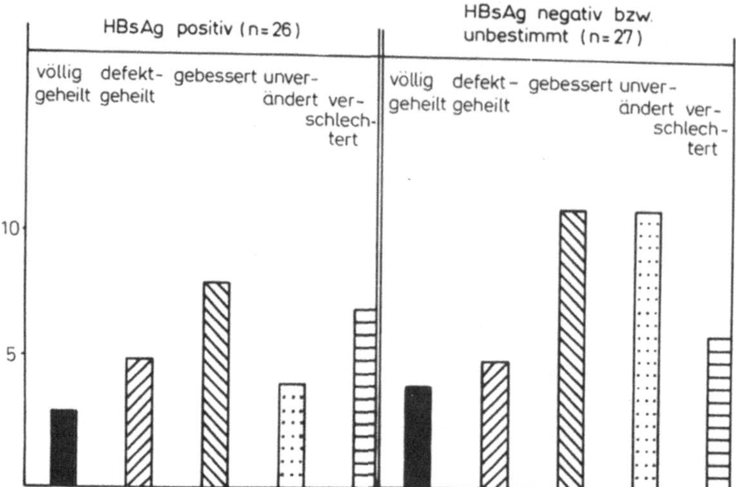

Abb. 5. Ergebnisse einer 10jährigen Langzeittherapie mit Immunsuppressiva bei chronisch-aktiver Hepatitis (n = 53)

ten, 5 Defektheilungen und 11 gebesserten Patienten ist. Dagegen blieben von den HBsAg-positiven nur 4 unverändert, von den HBsAg-negativen 11. Verschlechtert waren 7 der HBsAg-positiven gegenüber 5 der HBsAg-negativen Gruppe. Diese Resultate sind also relativ ermutigend, was die Indikationsstellung für die Kombinationstherapie bei HBsAg-positiven Verläufen der CAH angeht.

PERINGS: Da die Ergebnisse, die Herr Müting gezeigt hat, mit denen von Herrn Selmair und Herrn Henning übereinstimmen, brauchen wir nicht noch einmal in die Einzeldiskussion eintreten.

So möchte ich noch einmal unseren Definitionsversuch aufgreifen. Wir können uns darauf einigen, daß die Ergebnisse, die hinsichtlich der Therapie der HBsAg-positiven hochprogredienten chronisch-aggressiven Hepatitis mit Immunsuppressiva vorliegen, eine Therapie mit diesen Substanzen rechtfertigen können, wenn keine Kontraindikation besteht.

Jetzt zu der Frage: Wie behandeln wir? Monotherapie oder Kombinationstherapie?

THALER: Wir beginnen meistens mit Prednisolon allein, denn seine Wirksamkeit ist am besten belegt. Es gibt aber eine ganze Reihe von Fällen, die auf Prednisolon allein nicht ansprechen, aber sofort reagieren, wenn man Azathioprin dazu verordnet. Die Kombinationstherapie ist der Kortisonmonotherapie gar nicht so selten eklatant überlegen.

MAIER: Für die selektive Gruppe hochflorider, grundsätzlich therapiebedürftiger, chronisch-aggressiver Hepatitiden lautet die Empfehlung, daß ein Therapieversuch über einen zeitlich limitierten Zeitraum, sprich 3−6 Monate, gerechtfertigt erscheinen könnte.

Aber sind Sie alle der Meinung, daß man danach weiter dauertherapieren sollte?

THALER: Ich würde das so beantworten: Wenn man mit Hilfe der immunsuppressiven Therapie eine Remission erzielt hat, sollte man sie mindestens 2 Jahre lang mit einer Erhaltungsdosis fortsetzen. Absetzen kann versucht werden, wenn nicht nur die Laborparameter ein halbes Jahr lang völlig normal sind, sondern auch in der Leberbiopsie keine entzündliche Aktivität mehr vorhanden ist.

MAIER: Wann würden Sie aufhören zu behandeln, wenn es sich offenbar um einen Therapieversager handelt?

THALER: Nach 3 Monaten.

HENNING: 3 Monate sind recht kurz. Ich würde 3–6 Monate sagen, aber individuell entscheiden.

PERINGS: Sagen wir 3–6 Monate. Noch eine Einschränkung: Ich würde nie abrupt absetzen, sondern erst eine Dosisverminderung vornehmen.

KORB: Wie verhält man sich bei Fällen, wo ein Therapieerfolg vorhanden ist, man aber gleichzeitig wegen einer klinischen Indikation das Kortison und Azathioprin so schnell wie möglich absetzen möchte?

THALER: Man sollte folgende Regel einhalten: Wenn die Schädigungen durch die Medikamente größer scheinen als ihr Nutzen oder der schädliche Einfluß der Krankheit, muß die Therapie abgebrochen werden.

BERG: Noch ein Punkt zur Therapiedauer: Mir ist aufgefallen, daß bei den Fällen von klassischer autoimmuner Hepatitis zwei Typen vorkommen: Der eine Typ äußert sich durch die akuten Symptome der Virushepatitis und akuten Hepatitis, der andere erscheint als kryptogene Form, häufig auch als chronisch aktive Hepatitis oder Leberzirrhose. Wir haben unser LP-Fälle, die wir retrospektiv über 10 bis 20 Jahre verfolgen konnten, dementsprechend klassifiziert. Dabei ist aufgefallen, daß die Fälle, die sich akut manifestierten, eine schlechtere Prognose beim Spontanverlauf hatten. Es waren alle Fälle, von denen man nicht wußte, daß sie eine autoimmune Genese hatten und die deshalb entweder nur ganz kurz oder nicht behandelt wurden. Ich würde deshalb sagen, daß die autoimmunen Fälle, die mit akuten Symptomen wie bei akuter Hepatitis einhergehen, länger und intensiver therapiert werden sollten, als die Gruppe, die einen schleichenden Verlauf zeigt und von denen angenommen werden kann, daß die Prognose so gut ist, daß evtl. eine immunsuppressive Therapie überhaupt nicht notwendig ist.

PERINGS: Das ist sehr interessant. Bei diesen Fällen können wir eine längere, u. U. sogar eine lebenslängliche Therapie erwarten. Es handelt sich bei Herrn Bergs Erläuterung also um einen prognostischen Hinweis, der jedoch unsere Empfehlung, was die generelle Therapiedauer betrifft, nicht beeinflußt.

Zusammenfassend waren dies die Hauptergebnisse unserer Diskussion: Bei HBsAg-positiven, hochprogredienten, chronisch-aggressiven Hepatitiden kann eine imunsuppressive Therapie gerechtfertigt sein. Wenn eine Remission erzielt wird, sollte man mindestens 2 Jahre lang eine Dauertherapie durchführen, die evtl. abgesetzt werden kann, wenn Laborparameter und Histologie ein halbes Jahr lang völlig normal sind. Besser ist ein Ausschleichen der Therapie unter kurzfristigen regelmäßigen Kontrollen.

Literatur

Müting D, Fischer R, Kruck P, Kalk H, Winter G (1982a) Therapie und Prognose der chronischen Hepatitis. Med Klin 77:616–619
Müting D, Winter G, Fischer R, Kruck P, Kalk H (1982b) Is chronic active hepatitis curable? Lancet I:905–906

Untersuchungen zur Nebenwirkung einer Azathioprinlangzeittherapie bei chronischen Lebererkrankungen

E. Perings und C. Hauswaldt

Eine immunsuppressive Langzeitbehandlung wird bei chronischen Lebererkrankungen eingesetzt. Bei der chronisch-aggressiven Hepatitis beeinflußt sie in der Regel den Krankheitsverlauf günstig. Wird als immunsuppressive Substanz Azathioprin eingesetzt, so sind Nebenwirkungen entsprechend der Wirkungsweise dieses Medikaments v. a. an der Blutbildung und am Magen-Darm-Trakt zu erwarten. Um zu prüfen, ob bei bestimmten initial bestehenden Befunden besonders häufig mit ensprechenden Nebenwirkungen zu rechnen ist, wurden die Unterlagen von 40 Patienten ausgewertet, die wegen chronischer Lebererkrankungen langzeitig mit Azathioprin behandelt und in mindestens 1- bis 2monatigem Abstand kontrolliert wurden.

Die Nebenwirkungen betrafen v. a. das blutbildende System. Leichte Leukozytopenien entwickelten sich bei 12 Patienten unter der Therapie, Leukozytopenien unter 2000 mm^3 bei weiteren 11 Patienten. Auch Thrombozytopenien unter 100 000 mm^3 wurden in der Hälfte der Fälle nachgewiesen. Die Anämien waren in leichterem Grad schon initial bei 13 Patienten nachweisbar, sie nahmen z. T. unter der Behandlung zu. Nach Absetzen der Therapie blieben nur bei wenigen Patienten anhaltende Zellverminderungen bestehen.

Der Verlauf der Leukozytenmittelwerte unter der Therapie zeigt, daß die Zellverminderung in der Regel sich schon relativ rasch ausbildet. Sie ist natürlich bei einer höheren Tagesdosis stärker ausgeprägt als bei einer niedrigen Dosis von 100–150 mg Azathioprin.

Die Beobachtung der Einzelverläufe zeigt jedoch, daß sich bei 6 Patienten die Leukopenien erst 36 Monate oder noch später nach Beginn der Therapie entwickelten. Auch nach derartig langer Zeit ohne hämatologische Komplikationen ist man also nicht vor einer stärkeren Zellverminderung sicher.

Klinische Symptome waren relativ selten. Doch entwickelte sich bei einer Patientin bereits nach 2 Monaten unter einer Tagesdosis von 150 mg Azathioprin eine Panmyelophthise, wobei die Patientin an einer Bronchopneumonie starb. Bei 2 weiteren Patienten kam es unter der Therapie zu einer schweren Bronchopneumonie bzw. einer schweren Tonsillitis. Sonst fiel keine verminderte Infektresistenz auf.

9 Patienten mit Thrombozytopenien hatten vorübergehend eine Neigung zu Petechien oder verstärktem Nasenbluten, doch keine gefährliche hämorrhagische Diathese.

Es wurde versucht, die eventuelle Bedeutung initialer klinischer Befunde einzuschätzen. Hier zeigte sich, daß die Patienten mit Milzvergrößerung besonders häufig zur Zellverminderung neigen, während das Ausmaß der Lebervergrößerung keinen wesentlichen Einfluß hat. Daß Patienten mit bereits initialer leichter Zellverminderung besonders häufig mit einer stärkeren Zytopenie unter der Therapie leiden, ist klar, wobei v. a. die Leukozytopenie eine stärkere Bedeutung hat.

Die immunsuppressive Therapie der
chronisch-aktiven Hepatitis (Hrsg. W. Dölle)
© Springer-Verlag Berlin Heidelberg 1984

Bei 2 Patienten entwickelte sich eine ausgeprägte Thrombozytopenie ohne Leukozytopenie. Hiernach muß die Forderung nach Kontrolle sowohl der Thrombozyten wie der Leukozyten unter der Behandlung aufrechterhalten werden.

Die γ-Globulinbildung wurde unter der Behandlung deutlich supprimiert – etwa parallel zur Lymphozytenverminderung. Nur in 3 Fällen sanken die γ-Globulinwerte unter den Normbereich ab – sowohl bei der quantitativen Immunglobulinbestimmung, als auch in der Elektrophorese. Daß die Infektneigung aber nur im Zusammenhang mit einer Leukopenie gesteigert war, wurde bereits gesagt.

Beschwerden von seiten des *Magen-Darm-Traktes*, wie Übelkeit, wurden initial bei 8 Patienten beobachtet – auch hier häufig bei höherer Dosierung. Diese Beschwerden klangen trotz Fortführung der Therapie rasch wieder ab. Bei 6 Patienten wurde etwa 2–3 Jahren nach Therapiebeginn eine Dünndarmbiopsie durchgeführt. Dabei waren in 2 Fällen die Zotten verkürzt, in 5 Fällen fiel eine Verminderung des Zottenstromas sowie der Lymphozyten- und Plasmazellinfiltrate auf.

Veränderungen im Sinne einer medikamentös ausgelösten *Cholestase*, d. h. ein Anstieg der Werte der alkalischen Phosphatase oder des Bilirubins, wurden nur in einem Einzelfall in Zusammenhang mit einer Cholangitis beobachtet, nicht aber regelmäßig im Sinne einer medikamentös induzierten Cholestase.

Weiterhin wurden Einflüsse des Zytostatikums Azathioprin auf Fortpflanzungsfunktionen beim Göttinger Miniaturschwein untersucht.

Je 5 männliche und weibliche Göttinger Miniaturschweine erhielten Azathioprin in unterschiedlichen Dosierungen peroral verabreicht. Weitere 5 männliche und 5 weibliche Miniaturschweine blieben als Kontrolltiere unbehandelt.

Im Verlauf von 3 je 8wöchigen Versuchsperioden mit unterschiedlichen Azathioprindosierungen (5, 10 und 25 mg Azathioprin/kg KG/Tag) wurden bei den männlichen Tieren folgende Ergebnisse erzielt:

Hinsichtlich des Paarungsverhaltens und der Ejakulatmenge wurden keine Unterschiede zwischen Versuchs- und Kontrolltieren festgestellt. Bei hohen Azathioprindosen (10 bzw. 25 mg/kg KG/Tag) waren Spermakonzentration, Anzahl Spermien je Ejakulat sowie die Motilität der Samenzellen bei den Versuchstieren gegenüber der Kontrollgruppe vermindert, während der Anteil morphologisch abnormer Spermien zunahm. Ein Einfluß von Azathioprin auf die Befruchtungsfähigkeit des Samens und die Entwicklung der gezeugten Embryonen war bei dem hier gewählten Versuch, nämlich nach künstlicher Besamung von Jungsauen mit Sperma der behandelten bzw. unbehandelten Eber, nicht zu beobachten. Die Versuchstiere wiesen bei Versuchsabschluß gegenüber dem Kontrollkollektiv ein um 50% geringeres Hodengewicht auf, ebenso war der Anteil des intratubulären Gewebes am Gesamthodengewebe signifikant vermindert. Die verminderte Keimzellproduktion bei den Versuchsebern könnte demzufolge von einer durch Azathioprin verursachten Hemmung des Tubuluswachstums hervorgerufen worden sein.

Die weiblichen Miniaturschweine erhielten vor der Paarung 8 Wochen lang perorale Gaben von 5 mg Azathioprin/kg KG/Tag. Sexualzyklus, Konzeptionsrate und Zahl der Feten wurden durch die Azathioprinbehandlung nicht signifikant beeinflußt.

Zusammenfassung der klinischen Befunde

Die Krankenunterlagen von 40 Patienten, die wegen chronischer Lebererkrankung langfristig mit Azathioprin behandelt wurden, wurden auf Nebenwirkungen dieser Behandlung durchgesehen (mittlere Behandlungsdauer 35 Monate, durchschnittliche Einzeldosis 150 mg/Tag).

Im Vordergrund stand eine Hemmung der Hämopoese: Leukozytopenien zwischen 2000 und 3000 mm^3 bei 12 Patienten und unter 2000 mm^3 bei 11 Patienten, Thrombozytopenien zwischen 30 000 und 100 000 mm^3 bei 18 Patienten, unter 30 000 mm^3 bei 2 Patienten, hypoplastische Anämien bei 26 Patienten.

Klinische Symptome der Thrombopenie wurden bei 9 Patienten beobachtet.

Gefährliche Infekte als Folge der Granulozytopenie entwickelten sich bei 3 Patienten, dabei in einem Fall eine Panmyelophthise mit einer letal verlaufenden Pneumonie. Erst nach mehr als 36 Monaten auftretende Zellverminderungen (in 6 Fällen) sprechen dafür, regelmäßige Blutbildkontrollen auch nach langdauernder Behandlung durchzuführen, Thrombopenien ohne Leukozytopenie (in 2 Fällen) erfordern regelmäßige Kontrollen beider Zellstränge.

Die Immunglobulinbildung wurde nur in 3 Fällen vorübergehend stärker supprimiert, ohne daß klinische Symptome eines Antikörpermangels auffielen.

Wesentliche Störungen des Gastrointestinaltraktes wurden nicht beobachtet, wenngleich bei 5 von 6 Patienten in Dünndarmbiopsien die Zotten verkürzt oder das Zottenstroma vermindert waren.

Bei keinem der untersuchten Patienten entwickelten sich Hinweise auf eine medikamentös induzierte Cholestase.

Diskussion

(Moderator: H. THALER)

DÖLLE: Wenn man den Ausdruck immunsuppressiv eng faßt, wie wir das vorhin gehört haben, dann ist es in der Tat so, daß man nur über das Azathioprin sprechen dürfte. Aber da wir bisher in unserer ganzen Diskussion die Kortikoidbehandlung miterörtert haben und vorhin bei unserer informativen Abstimmung die Monotherapie mit Azathioprin nur dann favorisiert wurde, wenn eine Kontraindikation gegen die Anwendung von Glukokortikoiden besteht, meine ich, wir sollten auch diese in die Diskussion einbeziehen. Ich möchte dazu 2 Fragen stellen:

1. Könnten Schwere und Häufigkeit der Nebenwirkungen unter Glukokortikoiden vielleicht doch für die Monotherapie mit Azathioprin sprechen?

2. Stimmt es tatsächlich, daß die Kombination beider Medikamente durch die mögliche Dosisreduktion eine signifikante Verminderung der Gesamtnebenwirkungsrate bewirkt? Wenn das so ist und wir das heute bestätigen können, dann wäre das ein starkes Argument dafür, daß man im akuten Schub mit Steroiden anfängt und dann die Dauerbehandlung kombiniert durchführt. Ich gehe davon aus, daß dies so ist.

BERG: Vielleicht sollten Sie zwischen verschiedenen Nebenwirkungen unterscheiden. Da sind die, die relativ schnell auftreten und gegen das blutbildende System gerichtet sind, und da ist die Infektanfälligkeit bei kombinierter Therapie. Ich habe nicht so viele Erfahrungen mit Patienten mit autoimmunen Lebererkrankungen oder Kollagenkrankheiten bzw. anderen Erkrankungen aus dem rheumatischen Formenkreis. Mir fällt aber auf, daß bei der kombinierten Therapie mit Prednisolon plus Azathioprin die Infektanfälligkeit zunimmt. Meine Frage ist, ob man nicht bei den Nebenwirkungen neben der Infektanfälligkeit die Gefahr der Tumorinduktion mitberücksichtigen sollte.

THALER: Wir hatten im vergangenen Sommer einen großen Chemotherapiekongreß in Wien, und dort wurde eine eigene Sitzung über diesen Fragenkomplex abgehalten. Meine gezielte Diskussionsfrage wurde von *Penn*, Cincinatti, so beantwortet, daß eine Tumorpromotion durch Azathioprin bisher nicht einmal bei den vielen zehntausenden Nierentransplantierten einwandfrei zu sichern sei, geschweige denn bei den wenigen hundert chronisch Leberkranken.

BERG: In kontrollierten Studien konnte beim Vergleich der Placebogruppe und den kombiniert immunsuppressiv behandelten Patienten kein Unterschied in der Tumorfrequenz festgestellt werden.

MÜTING: Nach über 20jährigen Erfahrungen mit einer Langzeittherapie mit Prednisolon und/oder Azathioprin, kommen theoretisch folgende Nebenwirkungen bei Prednisolon in Frage (Tabelle 1):

Die immunsuppressive Therapie der
chronisch-aktiven Hepatitis (Hrsg. W. Dölle)
© Springer-Verlag Berlin Heidelberg 1984

Tabelle 1. Mögliche Nebenwirkungen einer Langzeittherapie mit Kortikosteroiden

1. Steroiddiabetes
2. Magenerosionen und -ulzera
3. Leberverfettung
4. Verminderte Infektabwehr
5. Augenveränderungen (Katarakt)
6. Pankreatitis
7. Osteoporose   } meist nur bei Dosis über 15 mg/tgl.
8. Schwere Psychose

Tabelle 2. Nebenwirkungen einer Langzeittherapie mit Immunsuppressiva

Prednisolon (44 von 67 Patienten = 66%)		Azathioprin (4 von 32 Patienten = 12%)	
1. Steroiddiabetes	11	1. Leukopenie	3
2. Chronische Infekte	11	2. Potenzstörungen	1
3. Chronische Pankreatitis	5		
4. Akute Psychosen	5		
5. Ulcus Duodeni	4		
6. Hypokaliämie	2		
7. Katarakt	2		
8. Steroidakne	2		
9. Glaukom	1		

Von ihnen fürchten wir als Internisten und Hepatologen am meisten die verminderte Infektabwehr, die das Ausheilen bzw. eine Besserung der chronischen Leberentzündung verzögert oder unmöglich macht. Chronische Pankreatitiden, schwere Psychosen und Augenveränderungen treten vorwiegend bei Erhaltungsdosen von über 10 mg tgl. auf. Dagegen sind Steroiddiabetes und Magenveränderungen relativ harmlos und bilden sich nach Reduzierung der Prednisolondosis meist zurück, ohne daß das Präparat deswegen abgesetzt werden müßte.

Tabelle 2 zeigt unsere eigenen Erfahrungen mit dem Auftreten von Nebenwirkungen bei einer Langzeittherapie mit Immunsuppressiva. Von den 67 Kranken, die Prednisolon allein oder in einer Kombination mit Azathioprin über einen Zeitraum von durchschnittlich 4,5–7 Jahre erhielten, hatten 44 (66%) mehr oder weniger ernste Nebenwirkungen. Neben dem harmlosen Steroiddiabetes (n=11) waren es chronische Infekte (n=11), chronische Pankreatitiden (n=5) und akute Psychosen (n=5). Dann folgen Ulcus duodeni (n=4), schwere Hypokaliämie (n=2), Katarakt (n=2), Steroidakne (n=2) und Glaukom (n=1). Bei den Infekten stehen chronische Cholezystitis und v. a. chronische Pyelonephritis im Vordergrund. Dann folgen chronische Sinusitiden und Prostatiden. Ihre rechtzeitige Erkennung und Behandlung beeinflußt die Ausheilung der CAH wesentlich, wie wir schon an anderer Stelle eingehend berichteten (Müting et al. 1982). Noch weniger gedacht wird an die jährlichen Kontrollen durch den Augenarzt zum Ausschluß von Katarakt und Glaukom, die in den letzten Jahren zunehmend häufig beobachtet werden (Leydhecker u. Schirmer 1973). Sehr viel seltener sind die theoretisch möglichen Nebenwirkungen einer Azathioprinlangzeittherapie (Tabelle 2). Von ihnen lassen sich Leuko- und Thrombopenien durch regelmäßige Kontrollen der Leukozyten und Thrombozyten rechtzeitig erkennen. Eine portale Hypertension ist bisher anscheinend nur bei der Langzeitbehandlung leukämischer Kinder aufgetreten. In jüngster Zeit wurde über toxische Leberschäden mit Cholestase nach Azathioprinbehandlung berichtet (Freise et al. 1976; Lascari et al. 1968; Zarday et al. 1972).

Unsere eigenen Erfahrungen bei der Azathioprinlangzeittherapie sind bezüglich Nebenwirkungen relativ günstig. Von 32 Patienten hatten 3 eine Leukopenie und ein Patient deutliche Potenzstörungen, zusammen 12 %. Bei letzterem trat aber nach Absetzen von Azathioprin keine wesentliche Besserung auf, so daß diese möglicherweise auch mit dem Grundleiden in Verbindung zu bringen sind.

LÜBKE: Diese Daten, die Sie gerade nannten, nämlich daß Azathioprin bei nierentransplantierten Patienten kein erhöhtes Tumorrisiko bewirken solle, widersprechen eigentlich so manchen Studien, die in der Vergangenheit erstellt wurden. Da hat man das Risiko für Nierentransplantierte errechnet. Das Tumorrisiko liegt bei diesen Patienten bei 2 pro 1000 Patienten pro Jahr, während es bei der normalen Bevölkerung zwischen 50- und 100fach niedriger liegen soll (B. Mornington, Prag 1977). Wir haben also sehr diskrepante Angaben. Die Daten, zumindest in der älteren Literatur bis 1980, sind nicht mit den Daten, die Sie gerade nannten, vereinbar.

THALER: Penn konnte für eine ganze Reihe von Zytostatika eine gesicherte Onkogenität aufzeigen. Azathioprin fiel jedoch nicht darunter. Vielleicht können wir als Kompromiß formal sagen, daß Azathioprin keinesfalls zu den onkogen gefährlichen Zytostatika gehört.

HOPF: Es ist schwierig, die Wirkung von Azathioprin zu untersuchen, denn man müßte ja theoretisch eine Gruppe, die eine Nierentransplantation hinter sich hat und die Azathioprin erhält, mit einer Gruppe mit Nierentransplantation und ohne Azathioprin vergleichen, und das gibt es nicht. Aber über das erhöhte Tumorrisiko finde auch ich in der Literatur Angaben, daß die Häufigkeit, v. a. von malignen Lymphomen, bis zum etwa 40fachen erhöht sein kann. Das trifft aber nicht für Patienten mit Autoimmunerkrankungen zu. Man weiß noch nicht, ob das Medikament oder die chronische Antigenstimulierung oder etwas anderes die Ursache dafür ist.

KUNTZ: Zur Frage der Nebenwirkungen bei niedrig dosierter Kombinationstherapie erhielten wir bei einer 13jährigen Langzeittherapie mit einer gezielten, ich möchte fast sagen „Antinebenwirkungstherapie", sehr niedrige Quoten. Als häufigste Nebenwirkung beobachteten wir Katarakte, besonders bei der primär biliären Zirrhose. Sehr häufig war auch die Osteoporose. Wir sahen aber nur leichte Fälle, da wir konsequent, über Jahre hinweg, antikatabol behandelten, und zwar nicht medikamentös, sondern mit isometrischen und isotonischen Übungen.

Auch die Diabetesfrequenz ist sehr gering. Diese niedrigen Nebenwirkungsquoten wurden mit einer Kombinationstherapie von 4–6, maximal 8 mg Prednisolon und 50–100 mg Azathioprin erzielt. Nebenwirkungsraten dieses Ausmaßes scheinen mir durchaus vertretbar zu sein. Ich glaube also, was Herr Dölle bereits ansprach, daß die Niedrigdosierung in der Kombination bei gleichbleibender Wirksamkeit eine Nebenwirkungsreduzierung in sich trägt.

THALER: Ich darf Ihnen im folgenden unsere eigenen Erfahrungen hinsichtlich der Nebenwirkungen demonstrieren: Bei insgesamt 243 Behandlungen bei chronisch-aggressiven Hepatitiden mußten wir 110mal Nebenwirkungen registrieren, das sind 45%. Diese Nebenwirkungen waren aber nur bei 30 Patienten so gravierend, daß die Therapie geändert (z. B. von der Azathioprinmonotherapie auf die Kombinationsbehandlung) oder abgesetzt werden mußte. In 14 Fällen waren es Ulzera oder Magenbeschwerden, in 16 Fällen Leuko- und/oder Thrombopenien. Sanken die Leukozytenzahlen unter 3000 bzw. die Thrombozytenzahlen unter 80 000 ab, gingen wir so vor, daß wir die Azathioprindosis halbierten. Das Medikament wurde erst abgesetzt, wenn trotzdem nach 2 Wochen ein weiterer Abfall der Leukozyten- bzw. Thrombozytenzahl zu verzeichnen war. Der Steroiddiabetes war in allen Fällen durch Diät bzw. Diät und orale Antidiabetika beherrschbar, so daß bei keinem unserer Patienten ein Therapieabbruch nötig war.

Prednisolon, das wir bei Dauertherapie in einer Dosierung von 2,5–10 mg täglich anwandten, zeigte zwar mit Diabetes, Magenbeschwerden, Osteoporose und Hypertonie ein sehr buntes Nebenwirkungsspektrum, mit 37, 5% aber die niedrigste Nebenwirkungsrate. Azathioprin, das in Dosen von 50–100 mg täglich verabreicht wurde, führte nur zu Knochenmarkdepressionen, jedoch in 50% der Behandelten. Alle 16 Fälle, bei denen die Therapie geändert werden mußte, gehörten dieser Behandlungsgruppe an.

Die Kombinationsdauerbehandlung wurde zumeist mit 10 mg Prednisolon und 100 mg Azathioprin durchgeführt und nach eingetretener Besserung schließlich mit 2,5–5 mg Prednisolon und 25–50 mg Azathioprin weitergeführt. Die Schutzwirkung der Kortikoide auf das Knochenmark einerseits und die durch Azathioprin ermöglichte Einsparung von Prednisolon andererseits führte dazu, daß die Kombinationsbehandlung zwar die Nebenwirkungen beider Medikamente aufwies, aber die Häufigkeit nicht einfach addierte, sondern herabsetzte. So fiel die Diabetesrate, die 35% bei der Prednisolonmonotherapie betrug, bei der Kombinationsbehandlung auf 28%, die Rate der Knochenmarkdepression von 50% bei der Azathioprinmonotherapie auf 23%. Aufgrund dieser Erfahrungen wenden wir die Azathioprinmonotherapie nur an, wenn eine Kontraindikation gegen Kortikoide vorliegt.

LÜBKE: Ich habe eine Zwischenfrage zur Häufigkeit einer akuten oder chronischen Pankreatitis während der Steroidmedikation. Das wurde in alten Lehrbüchern immer wieder beschrieben und wird immer noch behauptet. Meines Erachtens gibt es aber keine faßbaren Anhaltspunkte, daß hier wirklich ein kausaler Zusammenhang besteht. Und bevor jetzt irgendwelche Kontraindikationen für die Behandlung mit Steroiden ausgesprochen werden, sollte man sich vielleicht darüber noch einmal Gedanken machen, ob Pankreatitiden ausgelöst werden und ob bestehende Pankreatitiden durch die Medikation verschlechtert werden können. Ich möchte nur an den sehr kritischen, kürzlich erschienen Artikel in *Gastroenterology* erinnern, der sich sehr ausführlich damit auseinandersetzte. Nach diesem Literaturüberblick gibt es weder tierexperimentell noch klinisch gesicherte Angaben, die diese Annahme stützen würden (Gastroenterology 1981, 81:799–808; Gastroenterology 1982, 82:601).

THALER: Hat jemand bei hochdosierter Prednisolontherapie Pankreatitiden gesehen?

MÜTING: Bei Werten über 30 mg ja. In der ersten Zeit, als ich nach Bad Kissingen kam, wurde immer relativ hoch dosiert, dabei war die Pankreatitis sehr viel häufiger als später. Noch bei Dosen zwischen 20 und 30 mg war sie nicht selten.

KUNTZ: Eine akute Pankreatitis ist nach Angaben im Schrifttum eine ausgesprochene Rarität. Man ist dabei nicht sicher, ob überhaupt ein Zusammenhang besteht. Die akute Steroidpankreatitis wird i. allg. abgelehnt; die chronischen Pankreatitiden sind eher als Aktivierungen bestehender Entzündungsprozesse anzusehen.

THALER: Ich möchte Sie mit einigen Daten konfrontieren. Die kürzeste Zeit der Zirrhoseentwicklung bei chronisch-aggressiver Hepatitis von mäßiger Aktivität betrug in unseren Studien 13 Monate und bei chronisch-aggressiver Hepatitis von hoher Aktivität 6 Monate. Bei einigen Fällen zeigte sich laborratoriumsmäßig eine Besserung, aber trotzdem gingen sie in eine Zirrhose über. Das entspricht auch der Erfahrung anderer Autoren, die ebenfalls feststellen konnten, daß die laboratoriumsmäßige Besserung nicht unbedingt auch einen Stillstand des morphologischen Entzündungsprozesses bedeuten muß (Dudley et al. 1971; Fesit 1977).

Diese Zirrhosefälle bei chronisch-aggressiver Hepatitis mit mäßiger und hoher Aktivität reagierten auf eine Kombinationsbehandlung von 10 mg Prednisolon und 100 mg Azathioprin mit einem signifikanten Abfall der Transaminasen.

Und zuletzt möchte ich die Frage diskutieren, ob wir bei Zirrhosen häufiger Nebenwirkungen zu gewärtigen haben als bei präzirrhotischen Fällen. Die Häufigkeit der Nebenwirkungen war bei uns in beiden Kollektiven gleich. Wir verzeichneten ohne und mit Zirrhose 50 % Nebenwirkungen. Nur die Art der Nebenwirkungen scheint unterschiedlich zu sein. Bei den präzirrhotischen Krankheitsfällen überwogen Diabetes und Magenbeschwerden, bei den Zirrhosen Leukopenien und Thrombopenien.

BERG: Vielleicht könnte Herr Perings noch etwas zu den unterschiedlichen immunologischen Wirkungen von Steroiden und Azathioprin sagen. Ich glaube, daß das für das Verständnis der Nebenwirkungen wichtig ist.

PERINGS: Als Sie das vorhin anschnitten, habe ich erwähnt, daß man im Granulombeuteltest bei der Ratte sehr schön die antiinflammatorische Wirkung der Steroide nachweisen kann, sowohl im Gewebe als auch im Exsudat. Die antiinflammatorische Wirkung von Prednisolon zu Azathioprin liegt bei diesem reproduzierbaren Modell bei 2:1.

BERG: Ich glaube, das Entscheidende ist, daß Prednisolon nicht das immunologische Gedächtnis beeinträchtigt. Der ganz große Unterschied ist, daß unter einer Langzeittherapie mit Azathioprin die anamnestische Response unterdrückt wird, d. h. die Erkennung und Wiedererkennung von Antigenen. Es handelt sich wahrscheinlich um einen direkten Einfluß auf die T-Zellen-Funktion.

PERINGS: Ich glaube, man könnte noch 2 andere Modelle hinzunehmen: Wenn man das am zirkulierenden Antikörper mißt, z. B. mit Insulinantikörper, und versucht, diesen zu supprimieren, dann gelingt das sehr viel besser mit Azathioprin als mit Steroiden.

THALER: Wie ist es, wenn das Azathioprin abgesetzt wird? Kehrt dann die anamnestische Reaktion wieder zur Norm zurück, und wenn ja, wie lange dauert das?

BERG: Darüber kann ich Ihnen keine exakte Auskunft geben, aber ich weiß, daß das kein irreversibler, sondern ein reversibler Effekt ist. Ob das nun ein halbes Jahr dauert oder nur ein Vierteljahr, kann ich nicht sagen.

PERINGS: Sie finden ja auch beim Tierexperiment im weißen Blutbild eine komplette Umkehr der Verteilung. Die Lymphozyten, die z. B. bei der Ratte 80% ausmachen, werden auf 20% reduziert, und es besteht eine starke Rarefizierung der Milzfollikel. Ich glaube, daß das ein klares Zeichen der Immunsuppression ist.

KUNTZ: Ich habe bereits auf die vorbeugende Behandlung der kortisonbedingten Osteoporose durch konsequentes isometrisch-isotonisches Training hingewiesen. Wir führen diese Behandlung seit 10 Jahren durch und sehen seitdem Osteoporosen sehr viel seltener. Wenn man außerdem bei Patienten mit primär biliärer Zirrhose, die infolge der Gallensäurenstoffwechselstörung besonders gefährdet sind, von vornherein mittelkettige Triglyceride und D-Vitamine verabreicht, werden Osteoporosen noch viel seltener. Während 13jähriger Beobachtung haben wir sie nur in wenigen Fällen, und nur als inzipiente Osteoporose, gesehen. Wenn man der vorbeugenden Therapie mehr Beachtung schenkt, dürfte sich das ganze Bild der Nebenwirkungen verändern.

MÜTING: Ich muß Herrn Kuntz ausgesprochen recht geben. Wir entwickelten einen Gehtest, 6 km in der Stunde. Metaboliten, Transaminasen und andere Enzyme werden vorher und nachher untersucht. Unter Prednisolonlangzeittherapie ist der Gehtest wesentlich schlechter als nach Reduktion oder gar Absetzen des Präparats. Wir konnten also genau dieselbe Beobachtung machen und durch den Test quantifizieren.

PERINGS: Ich möchte darauf hinweisen, daß es nach Azathioprin Anämien, Thrombopenien und Leukopenien gibt. Letztlich wird aber doch ein steady state erreicht. Es sollte einen nicht erschrecken, wenn man Leukozytenwerte um die 2000 findet, man sollte aus diesem Grunde nicht plötzlich die Therapie unterbrechen. Man kann erwarten, daß die Leukozytenwerte nicht weiter absinken. Andernfalls würde man zu oft und zu häufig die Therapie abbrechen.

THALER: Aber was würden Sie machen, wenn unter der Therapie kein steady state erreicht wird, sondern ein laufendes Absinken? Wann sollte man da unterbrechen?

PERINGS: Ich würde u. U. vorher ziemlich rasch ein Sternalpunktat durchführen, um zu sehen, wieviel regenerierende Zellen noch nachkommen können und wie das Knochenmark aussieht. Wenn Sie Riesenmegakaryozyten sehen, dann ist es gefährlicher. Aber ich würde vielleicht doch die Dosis reduzieren, wenn man unter 2000 kommt.

Literatur

Freise J, May B, Schmidt E (1976) Cholestatischer Ikterus nach Azathioprin. Dtsch Med Wochenschr 33:1223–1226

Lascari AD, Givler RL, Soper RT, Hill LF (1968) Portal hypertension in a case of acute leukemia treated with antimetabolites for ten years. N Engl J Med 279:303–306

Leydhecker W, Schirmer G (1973) Augenschäden durch Medikamente. Ärztl Praxis 89:4040

May B, Freyse HJ, Schmidt E (1976) Ikterus durch Azathioprin. Med Welt 27:1329–1330

Müting D, Fischer R (1975) Probleme der Behandlung der chronisch-aggressiven Hepatitis mit Kortikosteroiden, Immunsuppressiva und Penicillamin. Therapiewoche 25:3737–3751

Müting D, Winter G, Fischer R, Kruck P, Kalk H (1982) Is chronic active hepatitis curable? Lancet I:905–906

Zarday Z, Veith FJ, Gliedman ML, Soberman R (1972) Irreversible liver damage after azathioprine. JAMA 222/6:690–691

Hepatome und Tumoren bei chronisch-aktiver Hepatitis

H.-J. Lübke und G. Strohmeyer

Zytostatisch wirkende Medikamente und Immunsuppressiva unterdrücken die Vermehrung von Zellen – auch von immunkompetenten – durch Hemmung der DNS-synthetisierenden Enzyme (Glukokortikoide), durch Konkurrenz in der Nukleinsäuresynthese (wie z. B. die Substratkonkurrenz von 6-Mercaptopurin oder Azathioprin mit 6-Aminopurin und 6-Hydroxypurin) und durch Vernetzung der DNS-Stränge (Alkylanzien). Zugleich wird durch diese Substanzen die immunologische Reaktionsfähigkeit, die sog. Immunsurveillance, gestört (Ehrlich, Bernet). Es gibt Hinweise dafür, daß Zytostatika und Immunsuppressiva je nach Art, Dauer und Dosierung karzinogen oder kokarzinogen wirken können. Diese Wirkung kommt wahrscheinlich durch Unterdrückung der Immunreaktionen auf spontan entstehende Tumoren als auch durch onkogene Virusinfektionen zustande, die eine Tumorentstehung fördern können (Promotoren).

Das *Tumorrisiko durch Immunsuppression und Zytostase* beim Menschen ist für einige Substanzen erwiesen (z. B. Urethan), für andere fraglich oder unbekannt. Obwohl die Kanzerogenität einiger Immunsuppressiva unter definierten tierexperimentellen Bedingungen untersucht wurde, bleibt die Übertragbarkeit dieser Ergebnisse auf den Menschen umstritten (Schmähl 1971; McEwan 1972). Das gilt insbesondere für Substanzen wie Azathioprin, das möglicherweise seine gesamten therapeutischen Effekte über enzymatische Metaboliten ausübt. Im Tierexperiment wirken die Antimetaboliten deutlich immunsuppressiv, ohne daß ihnen jedoch eine karzinogene Wirkung zugeschrieben werden kann. Es ist schwierig zu unterscheiden, ob beim Menschen ein Tumor auf die Kanzerogenität oder Immunsuppression einer Substanz oder auf die zu behandelnde primär benigne Erkrankung zurückzuführen ist oder ob der behandelte Organismus unabhängig voneinander eine Prädisposition zur Primärerkrankung und zum sekundären Malignom hat.

Bisherige Mitteilungen zeigen, daß die Neuentstehung von Tumoren (hauptsächlich Lymphome) bei immunsuppressiv behandelten Patienten mit Nierentransplantaten ungefähr 10mal höher liegt als bei gleichbehandelten Patienten mit Autoimmunerkrankungen (2,2 gegenüber 0,2 von 1000 Patienten pro Jahr) und etwa 50- bis 100mal häufiger als bei einer vergleichbaren Gruppe von Kontrollpersonen zu erwarten ist. Malignome treten im Rahmen einer Immunsuppression vermehrt auf, wenn zugleich eine chronische Antigenstimulation besteht, wie bei Nierentransplantaten, und möglicherweise auch bei persistierender Virusinfektion, wie z. B. bei chronischer Hepatitis B. Bei organtransplantierten Patienten beginnt die spezifische Therapie jedoch zum Zeitpunkt des ersten Kontaktes mit dem Antigen, wohingegen der Therapiebeginn bei Autoimmunerkrankten in der Mehrzahl der Fälle lange nach dem Kontakt mit dem meistens unbekannten Antigenstimulus einsetzt.

Seit etwa 10 Jahren gibt es eine Fülle von Informationen, welche bei der Assoziation von chronischer Hepatitis-B-Virusinfektion und hepatozellulärem Karzinom

Die immunsuppressive Therapie der
chronisch-aktiven Hepatitis (Hrsg. W. Dölle)
© Springer-Verlag Berlin Heidelberg 1984

(HCC) eine kausale Verknüpfung nahelegen. Diese Annahme wird durch epidemiologische, serologische und pathohistologische Daten gestützt (modifiziert nach Anthony):

1. Die weltweite Verteilung der HBsAg-Trägerrate entspricht dem des hepatozellulären Karzinoms (Szmuness 1978; Hadziyannis 1980).
2. Erhöhte Prävalenz von aktiver Hepatitis-B-Infektion bei Patienten mit hepatozellulärem Karzinom in allen untersuchten Gegenden (Tabor 1977).
3. Die Hepatitis-B-Infektion geht der Tumorentwicklung voran (Stevens 1975).
4. Erhöhtes Malignomrisiko bei Zirrhosepatienten mit Hepatitis-B-Infektion (Obata 1980).
5. Höheres und altersmäßig früheres Malignomrisiko bei HBsAg-positiver chronischer Lebererkrankung als bei Patienten mit fehlenden Hepatitis-B-Virusmarkern auch im präzirrhotischen Stadium (Hadziyannis 1980; Omata 1983).
6. Assoziation von präkanzerösen Leberzelldysplasien mit Markern des Hepatitis-B-Virus im Serum (Anthony 1973).
7. Nachweis des HBsAg im Karzinom- und im umgebenden Lebergewebe (Nayak 1979).
8. Produktion von HBsAg durch Leberkarzinomzellen in vitro (Macnab 1976).

Das relative Risiko für das hepatozelluläre Karzinom bei HBsAg-Trägern ist deutlich erhöht berechnet worden und wird mit dem Risiko des Bronchialkarzinoms für Zigarettenraucher verglichen (Szmuness 1978). Das aktuelle Risiko (d. h. die Inzidenz pro 100 000 Patienten) ist für 3 Länder mit signifikant unterschiedlicher Inzidenz für hepatozelluläre Karzinome berechnet worden. Erstaunlich ist, daß in den 2 Ländern mit niedriger und mittlerer Inzidenz für hepatozelluläre Karzinome die HBsAg-Träger ein höheres oder gleich hohes Risiko für hepatozelluläre Karzinome haben im Vergleich zu einem Land mit hoher Inzidenz für hepatozelluläre Karzinome (Hadziyannis 1980; Omata 1979). Wichtig ist auf eine nicht ausreichend erklärbare Ausnahme hinzuweisen: Bei den Grönlandeskimos gibt es eine hohe Prävalenz von Hepatitis-B-Virusinfektionen (ungefähr 40%), wohingegen die Inzidenz für Zirrhosen und das Vorkommen des hepatozellulären Karzinoms ähnlich niedrig liegen wie in nordeuropäischen Ländern (Skinhoj et al. 1978).

Seit etwa 1970 wird vermehrt über Einzelbeobachtungen von Tumoren bei immunsuppressiv behandelten Patienten mit benigner Primärerkrankung ohne Organtransplantation berichtet (Tabelle 1). Größere Beobachtungsserien über einen längeren Zeitraum fehlen jedoch. Bei Patienten mit chronisch-aktiver Hepatitis (HBsAg-positiv und -negativ) wurden nach einer Behandlungszeit von 0,7–9 Jahren mit Azathioprin und Kortikosteroiden oder mit Kortikosteroiden allein 25 Malignome beobachtet; das sind bei größeren Behandlungsserien (Czaja 1976; Symington et al. 1977; De Groote et al. 1978) 5–12,5%. Darunter wurden 7 Lymphome und 4 hepatozelluläre Karzinome beschrieben, von denen sich 3 nachweislich über eine Leberzirrhose bei HBsAg-Positivität entwickelten. Von den 25 Patienten waren 6 allein mit Kortikosteroiden behandelt worden; bei einem Patienten war 1 Jahr vor Diagnose eines histiozytisch-lymphozytischen Lymphoms eine Splenektomie vorgenommen worden. Nur bei 9 Patienten wurde das Hepatitisoberflächenantigen nachgewiesen.

Bemerkenswert sind in diesem Zusammenhang die Beobachtungen von Riesz et al. (1979), die anhand von 13 369 Sektionsberichten erhoben wurden (Tabelle 2). In 339

Tabelle 1. Sekundäre Malignome bei immunsuppressiver Therapie der CAH. *Aza* Azathioprin, *Pred* Prednisolon

Einzelzahl/ Kollektiv	Therapie	HBSAg	Tumorart	n	Autor
1	Aza/Pred		Akute myeloische Leukämie	1	Silvergleid (1974)
1	Aza/Pred		M. Hodgkin	1	Pirotte (1974)
3	Pred	−	Ovarialkarzinome	2	Viteri et al. (1976)
	Pred	−	Histiozytäres-lympho-zytäres Lymphom (nach Splenektomie)	1	
7/121	Aza/Pred		Hautkarzinome	3	Czaja (1976)
	Aza/Pred		Blasenkarzinom	1	
	Aza/Pred		Ovarialkarzinom	1	
	Aza/Pred		Hepatozelluläres Karzinom	1	
	Aza/Pred		Lymphom + Zervix-karzinom	1	
2/40	Aza		Haut-Plattenepithel-karzinom Haut-Basalzellkarzinom	1	Symington et al. (1977)
4/35	Aza/Pred	+	Hepatozelluläre Karzinome	3	De Groote et al. (1978)
		+	Gallenblasen-Karzinom	1	
4/32	Pred	+	Ovarialkarzinom	1	Chaput et al. (1978)
	Aza/Pred	+	Malignes Lymphom	1	
	Pred	+	Rektumkarzinom	1	
	Aza/Pred	−	Zungenkarzinom	1	
1	Aza/Pred	+	Zervixkarzinom	1	Norfleet (1978)
1	Aza/Pred	+	Paramyeloblasten-leukämie	1	Krieger (1979)
1	Pred	−	Immunoblastisches Lymphom	1	Peters (1982)

Fällen wurde eine Leberzirrhose und 66mal ein hepatozelluläres Karzinom gesichert. 63 der 66 Patienten hatten eine begleitende Leberzirrhose, und 17 von ihnen ein sekundäres oder tertiäres Malignom. Bis auf 4 Malignome waren alle epithelialen Ursprungs. Auffallenderweise waren 59 Patienten mit Steroiden, 21 mit Azathioprin, 4 mit Methotrexat, 3 mit 5-Fluoruracil, jeweils 2 mit Vincristin und Cyclophosphamid vorbehandelt worden. Der Anteil des hepatozellulären Karzinoms an der Gesamtzahl der Zirrhosen (19,4%) entspricht dem vergleichbarer europäischer Untersuchungen, wohingegen der Anteil der Patienten mit hepatozellulärem Karzinom und Doppelma-lignomen (25,7%) im Vergleich zu anderen Studien 10fach höher liegt (Theuring 1979). Inwieweit bei diesen Patienten die immunsuppressive Therapie bzw. Zytostase für die Häufung der Doppelmalignome bei hepatozellulärem Karzinom oder gar für das Entstehen des hepatozellulären Karzinoms als ursächlich angeschuldigt werden kann, bleibt offen, da Angaben über Indikation, Dosis, Dauer der spezifischen Thera-pie sowie über die Häufigkeit von Hepatitis-B-Virusmarkern fehlen.

Tabelle 2. Sekundäre Malignome beim primären hepatozellulären Karzinom. (Nach Riesz et al. 1979)

339 Leberzirrhosen bei 13 369 Sektionen (2,5%)

	n	[%]
Hepatozelluläre Karzinome	66	100
Zweittumoren	17	25,7
Drittumoren	5	7,5
Tumorlokalisation:		
Magen	2	
Kolon/Rektum	2	
Nieren	4	
Lunge	3	
Mamma	2	
Schilddrüse	2	
Pankreas	1	
Prostata	1	
Blase	1	
Lymphome	4	
Vorbehandlung mit		
Kortikosteroiden	59	89
Azathioprin	21	32
Methotrexat	4	6
5-Fluoruracil	3	4,5
Vincristin	2	3
Cyclophosphamid	2	3

Schlußfolgerungen

1. Die bisher vorliegenden tierexperimentellen Beobachtungen und die klinischen
Daten über Inzidenz, Behandlungsdauer sowie Beobachtungszeiträume lassen bisher
nicht den Schluß zu, daß bei Patienten mit chronisch-aktiver Hepatitis durch die
immunsuppressive Therapie mit Kortikosteroiden und Azathioprin mit einem erhöhten Risiko für hepatozelluläre Karzinome oder Tumoren in anderen Organsystemen
gerechnet werden muß. Es gibt auch keine Hinweise dafür, daß eine chemische Karzinogenese von immunologischen Störungen abhängig ist.

2. Die chronische Hepatitis-B-Virusinfektion kann wohl als ein allgemeiner onkogenetischer Faktor, aber wiederum nicht als einziger Faktor für die Entwicklung eines
hepatozellulären Karzinoms angesehen werden. Zusätzliche Faktoren bei der Entstehung eines hepatozellulären Karzinoms sind zu berücksichtigen, da nur ein Teil der
infizierten Patienten einen Tumor entwickelt: z. B. Alkohol, Aflatoxine, Ernährung,
begleitende Infektionen (multifaktorielle Erkrankung).

Literatur

Anthony PP, Vogel CL, Barker LF (1973) Liver cell dysplasia: a premalignant condition. J Clin
    Path 26:217–223
Anthony PP (1981) The pathology of primary cancer of the liver. In: Friedman M, Ogawa M,
    Kisner D (eds) Diagnosis and treatment of upper gastrointestinal tumors. Excerpta medica,
    Amsterdam, pp 79–101

Chaput JC, Buffet C, Papoz L, Etienne JP (1978) Chronic active hepatitis and extrahepatic malignancy. Lancet I:1367

Czaja AJ, Summerskill WHJ (1979) Malignancy in chronic liver disease. Gastroenterology 73:192–193

De Groote J, Fevery J, Lepoutre A (1978) Long-term follow-up of chronic active hepatitis of moderate severity. Gut 19:510–513

Hadziyannis SJ (1980) Hepatocellular carcinoma and type B hepatitis. Clin Gastroenterol 9:117–134

Krieger G, Keller P, Schirmeister J (1979) Akute Leukämie nach Azathioprintherapie einer chronisch-aktiven Hepatitis. Therapiewoche 29:5554–5558

McEwan A, Petty LG (1972) Oncogenicity of immunosuppressive drugs. Lancet I:326–327

Macnab G, Alexander J, Lecatsas J, Bey G, Urbanowisz JM (1976) Hepatitis B surface antigen produced by a human hepatoma cell line. Br J Cancer 43:509–515

Nayak NC, Ramlingaswami V (1978) Liver cancer in India. In: Remmer HM, Bannasch P, Popper H (eds) Primary liver tumors. MTP Press, Lancaster, pp 171–177

Norfleet RG, Sampson CE (1978) Carcinoma of the cervix after treatment with prednisone and azathioprine for chronic active hepatitis. Am J Gastroenterol 70:383–384

Obata H, Hayashi N, Motoike Y, Hisamitsu T, Okuda H, Kobayashi S, Nishioka K (1980) A prospective study on the development of hepatocellular carcinoma from liver cirrhosis with persistent hepatitis B virus infection. Int J Cancer 25:741–747

Omata M, Ashcavai M, Liew CT, Peters RL (1979) Hepatocellular carcinoma in the U.S.A., etiologic considerations. Gastroenterology 76:279–287

Omata M, Uchiumi K, Ito Y, Yokosuka O, Mori J, Terao K, Wei-Fa Y, O'Connell AP, London WT, Okuda K (1983) Duck hepatitis B virus and liver disease. Gastroenterology 85:260–267

Peters C, Schürer C, Fischer JT, Lombeck I, Höltermann W, Schmitt-Gräff A, Borchard F (1982) Entwicklung eines malignen Non-Hodgkin-Lymphoms bei chronisch-aktiver Hepatitis. Med Welt 33:928–930

Pirotte JH (1974) Development of Hodgkins disease in the course of active chronic hepatitis treated by immunosuppressive drugs. Am J Gastroenterol 62:230–239

Riesz T, Jákó JM, Juhász J (1979) Secondary malignant tumors accompanied by primary hepatocellular carcinoma. Acta Hepatogastroenterol 26:364–367

Schmähl D (1971) Nebenwirkungen zytostatischer Therapie unter besonderer Berücksichtigung potentieller karzinogener Wirkungen. Internist (Berlin) 12:115–119 (1. Zusatzheft)

Silvergleid AJ, Schrier SL (1974) Acute myelogenous leukemia in two patients treated with azathioprine for nonmalignant diseases. Am J Med 57:885–888

Skinhoj P, Hansen JPH, Nielsen NH, Mikkelsen F (1978) Occurrence of cirrhosis and primary liver cancer in an eskimo population hyperendemically infected with hepatitis B virus. Am J Epidemiol 108:121–125

Stevens CE, Beasley RP, Tsui J, Lee WC (1975) Vertical transmission of hepatitis B antigen in Taiwan. N Engl. J Med 292:771–774

Symington GR, Mackay IR, Lambert RP (1977) Cancer and teratogenesis: Infrequent occurrence after medical use of immunosuppressive drugs. Aust N Z Y Med 7:368–372

Szmuness W (1978) Hepatocellular carcinoma and the hepatitis B virus: evidence for a causal association. Progr Med Virol 24:40–69

Tabor E, Gerety RJ, Vogel CL, Bayley AC, Anthony PP, Chan CH, Barker LF (1977) Hepatitis B virus infection and primary hepatocellular carcinoma. J Natl Cancer Inst 58:1197–1200

Theuring F, Schultz M, Schmitt J (1979) Die primären Leberkarzinome im Obduktionsgut. Dtsch Z Verdau Stoffwechselkr 39:26–37

Viteri A, Vernace SJ, Schaffner F (1976) Extrahepatic malignancy in chronic liver disease: Report of six cases. Gastroenterology 71:1075–1078

Diskussion

(Moderator: H. THALER)

BERG: Mir gefällt der Begriff „onkogenetischer Faktor" nicht. Das Leberzellkarzinom findet sich doch praktisch nur bei Persistenz des HBsAg, und man muß doch davon ausgehen, daß das HBV selbst Onkogene enthält bzw. onkogen wirken kann (s. Übersicht und Literatur in *Hepatology 3*, 455–456; Popper et al. (1982), Hepatology 2:19; und S. Sherlock u. H. C. Thomas: *Hepatitis B Virus infection: The impact of molecular biology*). Es ist doch wohl so, daß die Onkogenität dann besteht, wenn das Virusgenom in die genetische Substanz des Zellkerns integriert wird. Das geht offensichtlich besonders leicht, wenn die Infektion nach der Geburt oder während des ersten Lebensjahres stattfindet. Deshalb sind auch diese Fälle in Afrika und in Taiwan, wo es ein sehr hohes Maß an vertikaler Hepatitis-B-Übertragung gibt, so häufig. Interessanterweise tritt das Leberzellkarzinom ja auch nur bei Patienten mit einem HBsAg- und anti-e-positiven Befund auf.

Warum es einmal zum Tumor kommt und ein anderes Mal das Virus persistiert, sei dahingestellt, aber daß hierbei immunologische Mechanismen eine Rolle spielen, ist auch meine Ansicht. Die immunologische Homöostase, auch von Tumorviren, erfolgt wohl über die T-Zellen-Regulation. Dann wären diese anderen Befunde, die Sie gezeigt haben, durchaus kompatibel mit der Tendenz zur Entwicklung auch von anderen Tumoren, wie z. B. dem Blasenkarzinom.

THALER: Ganz allgemein haben Personen, die mit Hepatitis B infiziert wurden, ein 20mal größeres Risiko, an Leberzellkarzinom zu erkranken, als Personen gleicher Bevölkerungsgruppen, die nicht infiziert wurden (Szmuness 1978). Shafritz u. Kew (1981) konnten mit Hilfe moderner molekularbiologischer Hybridisierungstechniken Befunde erheben, die das, was Herr Berg eben sagte, sicherlich diskutabel machen: Nur Patienten, welche die Hepatitis-B-DNS in das Genom der Leberzellen integrierten, entwickelten Leberzellkarzinome. Wichtig erscheint in diesem Zusammenhang die Beobachtung von Hadziyannis (1980) aus Griechenland, daß jährlich nicht weniger als 5,5 % der HBsAg-Träger ein positives α_1-Foetoprotein entwickeln, und daß die mittlere Überlebenszeit dieser Kranken dann nur noch 12,5 Monate beträgt. Kein Tumorprotein zeigt genetische Dispositionen an, aber es empfiehlt bei ansteigendem Titer, daß man u. a. den Computertomographen heranziehen sollte.

LÜBKE: Das deckt sich eigentlich auch mit den Empfehlungen, die in der neuen Literatur nachzulesen sind. Hier wird immer wieder darauf hingewiesen, daß auch bei Patienten, die nicht unter immunsuppressiver Therapie stehen, bei einem erneuten, akut entzündlichen Schub einer CAH differentialdiagnostisch auch an die Entwicklung eines hepatozellulären Karzinoms zu denken ist.

MÜLLER: Ich würde mich hinsichtlich der Onkogenität des Hepatitis-B-Virus auch der vorsichtigeren Ausdrucksweise von Herrn Lübke anschließen. Daß das HBV definitiv

Die immunsuppressive Therapie der
chronisch-aktiven Hepatitis (Hrsg. W. Dölle)
© Springer-Verlag Berlin Heidelberg 1984

onkogen ist, können wir, so meine ich, hier nicht stehen lassen. Es gibt Hinweise dafür, daß der Erreger onkogen sein kann. Ich würde bei dieser Terminologie bleiben. Wir wissen nicht genau, worauf der Wirkungsmechanismus der vermuteten Onkogenität beruht. Die Frage, ob die Integration von HBV-DNS-Sequenzen in das Genom des Hepatozyten onkogen wird, ist nicht beantwortet. Einerseits wissen wir, daß Neugeborene häufig zu HBsAg-Persistenz neigen und könnten daraus schließen, daß HBV-DNS-Sequenzen bei ihnen besonders leicht integriert werden. Andererseits kennen wir durch Studien aus Alaska sehr gute Zeitdaten über die Tumorinduktionszeit im Erwachsenenalter zwischen 10 und 13 Jahren. Die Karzinomentwicklung ist also nicht an eine perinatale HBV-Infektion gebunden, sondern sie kann auch im Erwachsenenalter eintreten, wenn die Infektion mehr als 10 Jahre lang bestand.

LÜBKE: Was gegen die Theorie des onkogenen Virus spricht, ist die Mitteilung, die Skinoy (1978) über die Grönlandeskimos gemacht hat.

Diese Studie ist sicherlich von der Statistik her anfechtbar. Es ist kein großes Patientenkollektiv, das dort überwacht wurde. Er hat aber immerhin gesehen, daß bei den Grönlandeskimos die Infektionsrate bei allen Patienten, die über 10 Jahre alt sind, bei etwa 40% liegt. In der Zeit von 1950–1975 wurden nur 12 hepatozelluläre Karzinome gesehen. Und diese 40 000 Grönlandeskimos sind relativ gut überwachbar, weil sie, wenn sie eine schwere Erkrankung haben, vorrangig in *ein* Krankenhaus kommen. Es gibt also sicherlich auch Hinweise, daß das Virus nicht allein onkogen ist.

BERG: Welche andere These hätten Sie sonst anzubieten, wenn Sie nicht das HBs-Virus für die Tumorinduktion verantwortlich machen?

MÜLLER: Es geht darum, ob das HBV syn- oder kokarzinogene Eigenschaften hat. Es braucht nicht der alleinige Faktor zu sein. Die Assoziation von aktiver HBV-Infektion und hepatozellulärem Karzinom habe ich nie bestritten. Darüber besteht Einstimmigkeit. Ich würde aber nicht soweit gehen, das HBV heute schon als definitiv onkogen zu bezeichnen.

MAIER: Ich möchte noch zwei Bemerkungen machen. Die erste: Wenn ein Patient mit einer chronischen Hepatitis B eine Serokonversion durchmacht, also Anti-e-positiv wird, muß bedacht werden, daß dies der Zeitpunkt sein könnte, an dem die Integration tatsächlich erfolgt. Nach dem bisherigen Stand der Kenntnis zur Karzinogenese durch B-Viren erschiene es mir sinnvoll, ab diesem Zeitpunkt die Konzentration des α_1-Fetoprotein im Serum zu überwachen.

Der zweite wichtige Punkt ist: Wird eine mögliche Karzinomentwicklung durch unsere Therapie vermehrt induziert? Das heißt, kann tatsächlich durch Azathioprin oder sonstige Immunsuppressiva die Karzinomrate erhöht werden? Wenn ich Herrn Lübke richtig verstanden habe, ist die einzige Studie zu dieser Frage die erwähnte ungarische Sektionsstudie. Meine Frage an Sie: Gibt es denn irgendwelche weiteren namhaften Studien, die ergeben haben, daß durch eine zeitlich limitierte immunsuppressive Therapie die Karzinomhäufigkeit vermehrt wird? Haben wir überhaupt eine Grundlage, um diese Frage zum gegenwärtigen Zeitpunkt zu diskutieren?

LÜBKE: Wir sind zufällig auf diese Sektionsstudie gestoßen, und ich kann dazu weiter nichts sagen. Die zitierten Einzelbeobachtungen deuten *nicht* darauf hin, daß hier ein Zusammenhang bestünde. Aber diese Sektionsstatistik läßt einen wieder stutzig werden. Hier liegt ein Informationsmangel vor.

Nebenwirkungen von Azathioprin

U. Hopf

Hämatologische Nebenwirkungen

Leukozyten

Erniedrigungen der Leukozytenzahlen wurden unter 542 Patienten mit chronischer Polyarthritis, die im Rahmen 24 klinischer Studien mit Azathioprin behandelt wurden, bei 93 Patienten (17%) beobachtet. Werte von weniger als 2500/µl wurden bei 14 Patienten (2,5%) festgestellt. Über eine Erniedrigung der Thrombozytenzahlen ohne quantitative Angabe wurde bei 4% der Patienten berichtet, eine Thrombopenie wurde nicht erwähnt (Whisnant u. Pelkey 1982).

Bei 49 Patienten mit multipler Sklerose und 7 Patienten mit Myasthenia gravis wurde das komplette Blutbild kontinuierlich untersucht, die Patienten wurden mindestens 2 Jahre mit 2 mg Azathioprin/kg KG tgl. behandelt. Dabei wurden die in Tabelle 1 zusammengefaßten Veränderungen festgestellt.

Schwerwiegende hämatologische Komplikationen, wie Agranulozytosen und Panmyelopathien, sind sehr selten, können jedoch auch nach längerer Therapie unerwartet auftreten. So wurde bei einem Patienten mit M. Crohn, der mehr als 10 Jahre lang 2 mg Azathioprin/kg KG tgl. erhielt, eine plötzlich auftretende Panzytopenie beobachtet, die zu einer tödlich verlaufenden bakteriellen Infektion des Patienten führte. In Deutschland wurde über 2 Patienten mit Leberzirrhose berichtet, deren Panmyelophthisen sich 3–4 Wochen nach Absetzen von Azathioprin vollständig zurückbildeten (Meyer zum Büschenfelde et al. 1971). Insgesamt wurde in der Literatur über etwa 10 Patienten mit Panmyelopathien berichtet. Das Risiko einer Knochenmarkschädigung durch Azathioprin ist wesentlich erhöht, wenn die Wechselwirkung mit Allopurinol nicht beachtet wird. Hierüber liegen 3 Berichte vor: 1 Patient mit einer chronisch-aggressiven Hepatitis erlitt eine reversible Panzytopenie, eine Patientin mit Myasthenia gravis eine makrozytäre Anämie und ein Patient mit einem Nierentransplantat eine reversible Agranulozytose.

Tabelle 1. Auswirkungen auf das Blutbild nach 3jähriger Therapie mit Azathioprin

	Vor der Therapie	Nach 3jähriger Therapie
Gesamtleukozyten	7000/µl	5900/µl
Granulozyten	4500/µl	4000/µl
Lymphozyten	1800/µl	1200/µl
Erythrozyten	4,7 Mio./ml	4,35 Mio./ml
MCV	87 fl	96,5 fl

Die immunsuppressive Therapie der
chronisch-aktiven Hepatitis (Hrsg. W. Dölle)
© Springer-Verlag Berlin Heidelberg 1984

Allopurinol wurde in allen Fällen wegen einer gleichzeitigen Hyperurikämie gegeben. Es wurde nicht berücksichtigt, daß die Dosis von Azathioprin auf 25% der üblichen Dosis erniedrigt werden muß, wenn gleichzeitig Allopurinol verabreicht wird (Glogner u. Heni 1976; Reinicke et al. 1982; Abt et al. 1978).

Erythrozyten

Makrozytäre Anämien mit megaloblastären Veränderungen des Knochenmarks, aber normalen Vitamin-B_{12}- und Folsäurespiegeln im Serum wurden bei 9 Patienten in der Literatur ausführlich beschrieben. Nach Absetzen von Azathioprin waren diese Erscheinungen stets reversibel. Die Behandlung erfolgte bei einigen Patienten mit Tetrahydrofolsäure, Folsäure, Vitamin B_{12} und Erythrozytentransfusionen. Bei 5 von diesen 9 Patienten (Flury u. Montandon 1980) wurde diese Nebenwirkung als „isolierte erythroide Aplasie" oder „pure red cell aplasia" beschrieben. Die Therapie wurde bei einigen Patienten mit reduzierten Azathioprindosen fortgeführt.

Eine mäßige Erhöhung des mittleren korpuskulären Volumens (MCV) wird bei fast allen Patienten unter Azathioprin beobachtet. So lange keine Anämie vorliegt, kommt diesem Befund wahrscheinlich keine klinische Bedeutung zu (Torres et al. 1978; Clerck et al. 1980; Wilmanns et al. 1979; Prentice et al. 1980; Flury u. Montandon 1980; McGrath et al. 1975).

Thrombozyten

Thrombozytopenien wurden im Rahmen der erwähnten Panzytopenien festgestellt. Isolierte Thrombozytopenien unter Azathioprin sind selten und haben meistens andere Ursachen, wie z. B. Autoantikörper (Haas u. Patzold 1982).

Überempfindlichkeitsreaktionen

Überempfindlichkeitsreaktionen, deren immunologische Mechanismen nicht geklärt wurden, die jedoch durch die Dosisunabhängigkeit charakterisiert sind, zeigten sich in Form von

- Hautausschlag (bevorzugt an Hals, Händen und Unterarmen),
- Fieber (um 39 °C),
- Hypotonie bis zum Kreislaufkollaps mit Oligurie (5 Patienten),
- Quincke-Ödem (2 Patienten),
- Arthralgie,
- Myalgie und
- akuter Alveolitis (2 Patienten).

Alle Erscheinungen waren 2–10 Tage nach Absetzen von Azathioprin reversibel, erforderten aber meistens ein dauerndes Absetzen.

Intrahepatische Cholestase

Der cholestatische Ikterus nach Azathioprin kann unmittelbar zu Beginn der Behandlung, als auch erst nach mehreren Monaten auftreten. Die Cholestase betrifft v. a. die

Tabelle 2. Auftreten einer intrahepatischen Cholestase bei Patienten nach einer Therapie mit Azathioprin

Alter in J.	Ge- schlecht	Grund- krank- heit	Azathio- prindosis [mg]	Zeit- punkt	Zusätzliche Erscheinungen	Literatur
24	m.	MS	150	8 Tage	Erythema nodosum, flüchtiges Lungen- infiltrat	Haas et al. (1978)
55	w.	CAH	100	4 Wochen	Anorexie, Nausea, Erbrechen, Fieber	Davis et al. (1980)
–	m.	PCP	50	11 Tage	Fieber, Exanthem	Stollenwerk (1980)
42	w.	MS	100	6 Wochen	Meteorismus, Ab- dominalschmerzen, Übelkeit	Baiker (1976)
40	m.	CAH	150	5 Tage		Freise et al. (1976)
35	w.	Wegener	200	8 Wochen		Freise et al. (1976)
39	w.	Nieren- trans- planta- tion	2,9 mg/ kg KG	16 Monate		Schmidt et al. (1979)

Mitte und das Zentrum des Leberläppchens. Ferner werden gelegentlich portale und periportale mononukleäre Infiltrate beobachtet. Die alkalische Phosphatase erreicht Werte bis zum 3fachen der Norm, die Bilirubinwerte können mehr als 20 mg% (342 µmol/l) betragen. Der Allgemeinzustand ist teilweise schwer, teilweise nur unwesentlich beeinflußt. Wie die o. a. Aufstellung (Tabelle 2) zeigt, gibt es offensichtlich eine Form der intrahepatischen Cholestase nach Azathioprin mit Zeichen arzneimittelallergischer Reaktionen sowie eine Form, bei der Symptome einer Allergie fehlen.

Appetitlosigkeit, Übelkeit, Erbrechen und Durchfall können frühzeitige Symptome einer Überempfindlichkeitsreaktion sein und sollten, wenn man sich zu einer Fortführung der Therapie entschließt, Anlaß sein, auf eine Cholestase vorbereitet zu sein (Davis et al. 1980).

Akute Pankreatitis

Bei 13 Patienten mit M. Crohn wurde im Zusammenhang mit Azathioprin eine akute Pankreatitis, gekennzeichnet durch Erhöhung der Serumamylase und durch Abdominalschmerzen, beobachtet. Nach Absetzen von Azathioprin wurde in allen Fällen eine Rückbildung beobachtet. Ferner wurde eine akute Pankreatitis bei je 1 Patienten mit Lupus erythematodes, Colitis ulcerosa und chronischer Polyarthritis beobachtet (Sturdevant et al. 1979; Pozniak et al. 1981).

Andere Nebenwirkungen

Bei einer Patientin mit lupoider Hepatitis wurde eine hämolytische Anämie mit einem Hb-Wert von 9,1 g/100 ml (5,65 mmol/l) beobachtet. Nach Absetzen von Azathioprin erfolgte eine rasche Rückbildung (Wasastjerna 1967). Bei einer Patientin mit chronischer Polyarthritis wurde während der Azathioprinbehandlung eine Haarausdünnung beobachtet (Urowitz et al. 1973).

Literatur

Abt C et al. (1978) Akute arzneimittelinduzierte Agranulozytose. Dtsch Med Wochenschr 103:108

Baiker H (1976) Cholestatische Hepatose unter Azathioprin-Behandlung. Dtsch Med Wochenschr 101:1545

Davis M et al. (1980) Hypersensivity and jaundice due to azathioprine. Postgrad Med J 56:274

De Clerck YA et al (1980) Macrocytosis and pure RBC anemia caused by azathioprine. Am J Dis Child 134:377

Flury W, Montandon A (1980) Isolierte erythroide Aplasie unter immunsuppressiver Therapie mit Azathioprin nach Nierentransplantation. Schweiz Med Wochenschr 110:1614

Freise J et al. (1976) Cholestatischer Ikterus nach Azathioprin. Dtsch Med Wochenschr 101:1223

Glogner P, Heni N (1976) Panzytopenie nach Kombinationsbehandlung mit Allopurinol und Azathioprin. Med Welt 27:1545

Haas J, Patzold U (1982) Über die Blutbildveränderungen bei langfristiger Behandlung der Multiplen Sklerose und Myasthenie mit Azathioprin. Nervenarzt 53:105

Haas J et al. (1978) Intrahepatische Cholestase, eine allergische Reaktion bei Azathioprin-Therapie? Dtsch Med Wochenschr 103:1576

McGrath BP et al. (1975) Erythroid toxicity of azathioprine. Q J Med 44:57

Meyer zum Büschenfelde KH et al. (1971) Immunosuppressive Therapie chronisch entzündlicher Lebererkrankungen. Ther Umsch 28:586

O'Donoghue DP et al. (1978) Double-blind withdrawal trial of azathioprine as maintenance treatment for Crohn's disease. Lancet II:955

Pozniak AL et al. (1981) Azathioprine-induced shock. Br Med J 283:1548

Prentice AG et al. (1980) Red cell hypoplasia due to azathioprine following renal transplantation. Clin Lab Haematol 2:347

Reinicke H et al. (1982) Myelosuppression mit makrozytärer Anämie und Leukopenie unter Behandlung mit Azathioprin bei Myasthenia gravis. Dtsch Med Wochenschr 107:1592

Schmidt P et al. (1979) Cholestase nach Nierentransplantation unter Immunsuppression. Leber Magen Darm 9:11

Stollenwerk R, Schilling F (1980) Imurek-Fieber. Verh Dtsch Ges Rheumatol 6:473

Sturdevant RA et al. (1979) Azathioprine – Related pancreatitis in patients with Crohn's disease. Gastroenterology 77:883

Torres L et al. (1978) Azathioprine-induced megaloblastic erythropoiesis. J Med Soc NJ 75:323

Urowitz MB et al. (1973) Azathioprine in rheumatoid arthritis. Arthritis Rheum 16:41

Wasastjerna C (1967) Immunosuppressionsterapi vid autoimmuna sjukdomar. Nord Med 78:1469

Whisnant JK, Pelkey J (1982) Rheumatoid arthritis: Treatment with azathioprine. Clinical side-effects and laboratory abnormalities. Ann Rheum Dis [Suppl 1] 41:44

Wilmanns W et al. (1979) Arzneimittel als Ursache megaloblastärer Anämien. Springer, Berlin Heidelberg New York (85. Verh. Dtsch. Ges. f. inn. Med., S. 673)

Azathioprin und Schwangerschaft

G. STOCKHAUSEN

Schon wegen seiner chemischen Struktur als Purinantagonist wurde Azathioprin 1959 mit großer Vorsicht in die Therapie eingeführt.

Im Tierversuch zeigten weibliche Kaninchen und ein Mäusestamm bei hohen Azathioprindosen teratogene Effekte in Form von Skelettanomalien. (Erst später entdeckte man, daß bei Kaninchen und Meerschweinchen Azathioprin durch das Enzym Aldehydoxidase anders als beim Menschen abgebaut wird.) Bei Ratten und Hunden zeigten sich keine teratogenen Effekte. Untersuchungen an männlichen Miniaturschweinen, die einen dem Menschen ähnlichen Stoffwechsel haben, zeigten, daß hohe Azathioprindosen die Befruchtungsfähigkeit und die Embryonen nicht beeinflußten.

Viele Autoimmunkrankheiten (wie z. B. SLE) stellen von sich aus ein erhöhtes Schwangerschaftsrisiko dar und sind als mutagen und teratogen verdächtig. Bei Dialysepatienten wird dieses Risiko durch die längere Urämie und später durch das Transplantat erheblich vergrößert. Außerdem ist die Dosierung bedeutend höher. Wird mit Röntgenbestrahlung oder Zytostatika (z. B. Alkylanzien) mitbehandelt, ist eine Abgrenzung gegen Azathioprin nicht mehr möglich.

Ferner werden durch die Immunsuppression Infekte begünstigt, von denen insbesondere Zytomegalie, Röteln, Hepatitis und Herpes ein teratogenes Risiko darstellen.

Im folgenden sollen Untersuchungen zu Fertilität, Mutagenität und Teratogenität kurz zusammengefaßt werden.

Fertilität

Sofern nicht anders beschrieben, erhielten alle Patienten zur Immunsuppression 100–150 mg Azathioprin und 10–20 mg Prednisolon täglich.

Mancini (1966) konnte zeigen, daß Prednisolon in Dosen über 25 mg/Tag die Spermiogenese beeinträchtigt. Phadke et al. (1970) fanden auch bei Männern mit chronischer Urämie und Dialyse anomale Spermiogramme. Lingardh et al. (1974) bestätigten dies an 20 weiteren Patienten. Mason et al. (1973) fanden bei 6 Männern mit PCP nach über einjähriger Therapie normale Spermiogramme. Bei 6 Patienten ergaben sich Anomalien und Azoospermie nach Cyclophosphamidbehandlung.

Golby (1970) berichtet über 38 und Penn (1971) über 19 gesunde Kinder nierentransplantierter Väter.

Merkatz et al. (1971) untersuchten 27 Patientinnen mit Nierenversagen, von denen nach der Transplantation 26 wieder eine normale Menstruation bekamen und 4 Patientinnen schwanger wurden. Sie bekamen gesunde Kinder. Ahlmen et al. (1974) berichteten ebenfalls über 4 nierentransplantierte Frauen, die 5 gesunde Kinder bekamen.

Die immunsuppressive Therapie der
chronisch-aktiven Hepatitis (Hrsg. W. Dölle)
© Springer-Verlag Berlin Heidelberg 1984

Schlußfolgerung

Azathioprin hat demnach keinen Einfluß auf die Fertilität bei Männern und Frauen.

Mutagenität

Jensen (1970) untersuchte Chromosomen bei Patienten mit Autoimmunkrankheiten und stellte eine geringe Zunahme von Chromosomenanomalien fest, bei 8 Patienten auch *vor* der Behandlung.

Friedrich u. Zeuten (1970) bestätigten Chromosomenanomalien vor und nach Nierentransplantation. Da diese Chromosomenveränderungen größer waren als bei einer Kontrollgruppe, wurden die Anomalitäten der chronischen Niereninsuffizienz und deren Folgen zugeschrieben. Ganner et al. (1973) konnten diese Resultate durch Untersuchungen an urämischen Patienten bestätigen.

Ginzler et al. (1975) untersuchten 105 Frauen und 5 Männer mit SLE. Nach zweijähriger Azathioprintherapie (2,5 mg/kg KG tgl.) hatten 21 Patienten keine Chromosomenveränderungen. Es traten keine Amenorrhöen und keine Aborte auf. 3 Frauen hatten 4 gesunde Kinder. Markowic et al. (1970) bestätigten diese Befunde bei 6 Patienten mit SLE und einem Patienten mit idiopathischer und thrombopenischer Purpura. Baumgartner et al. (1972) wiesen bei Patienten mit Autoimmunkrankheiten teilweise geringe Anomalien ohne klinische Bedeutung nach.

Tolchin et al. (1974) berichteten dagegen über erhebliche Chromosomenanomalitäten nach Cyclophosphamid. Thumb u. Vormittag (1975) berichteten über 60 Patienten, die wegen PCP mit Azathioprin behandelt wurden: keine Chromosomenveränderungen. Dagegen traten zahlreiche Chromosomenaberrationen nach Procarbazin und Cyclophosphamid auf.

Leb et al. (1971) fanden bei einem Kind, dessen Mutter nach einer Nierentransplantation vor und während der gesamten Schwangerschaft Azathioprin genommen hatte, geringe Chromosomenanomalien, die nach 3 Monaten verschwanden.

Price et al. (1976) berichten über 2 Kinder, deren Mütter wegen Nierentransplantation länger als 2 Jahre mit Azathioprin und Prednisolon behandelt wurden. Beide Kinder waren klein, phänotypisch gesund, hatten jedoch erniedrigte Lymphozytenzahlen mit geringen Chromosomenaberrationen, die nach 20 bzw. 32 Monaten verschwanden.

Rasmussen (1981) fand bei Nachuntersuchungen von 5 Kindern nierentransplantierter Mütter zwischen 4 und 9 Jahren keine Chromosomenanomalie, ein Kind mit Herzklappenfehler. 3 Kinder, deren Mütter HBsAg-Carrier waren, waren Anti-HBsAg-positiv.

Schlußfolgerung

Obwohl die Azathioprintherapie selbst nicht generell mit permanenten genetischen Schäden verbunden ist, sollten das Risiko einer Schwangerschaft mit der Gefährdung des Kindes und der Möglichkeit, die Grundkrankheit zu verschlimmern (besonders bei Nierentransplantierten), sorgfältig abgewogen und beide Eltern entsprechend aufgeklärt werden.

Teratogenität

Obwohl allen Patienten während der immunsuppressiven Therapie dringlich eine Kontrazeption empfohlen wird, sind bei den meisten Transplantationszentren zufällige oder gewünschte Schwangerschaften beschrieben.

Saarikoski u. Seppälä (1973) konnten zeigen, daß Azathioprin wahrscheinlich die Plazentaschranke durchdringt. Ein teratogener Effekt wurde nicht nachgewiesen.

Bei 13 000 Dialysepatientinnen sind bis 1978 im EDTA-Register nur 16 Schwangerschaften beschrieben worden (Samtleben et al. 1980). Von nierentransplantierten Frauen wurden bis 1979 in Europa über 110 und in den USA 279 Kinder geboren. Viele Neugeborene waren untergewichtig, vorzeitig und durch Schnittentbindung geboren.

Bei 9% traten Abstoßungsreaktionen auf; 2–6% hatten Mißbildungen (normale Bevölkerung 2%). Dabei war kein besonderes „Muster" zu erkennen. Oft kam es zu Präeklampsie und vorzeitigem Blasensprung. Ein Infektionsrisiko bestand u. a. für intrauterine Zytomegalie-, Herpes- und Hepatitis B-Infektionen.

Fallbeispiel 1

Dosisreduzierung: Prednisolon 15 mg tgl., Azathioprin 100 mg tgl.

36. Woche: Abstoßungszeichen und Gestose. Geburtseinleitung durch künstlichen Blasensprung, klares Fruchtwasser, nach 9 h unter Periduralanästhesie Spontangeburt. Der 3000 g schwere und 48 cm lange Knabe litt an Atemnot und bekam in der zweiten Woche eine eitrige Rhinitis (Staphylococcus aureus). IgG und IgM waren vermindert, IgA nicht nachweisbar. Das Verhältnis von B- und T-Lymphozyten war normal. Rasche Besserung auf Gentamycin und Ampicillin und Entlassung des gesunden Neugeborenen am 28. Tag post partum. Die Mutter wurde 10 Tage nach der Entbindung entlassen.

Gegen ärztlichen Rat wurde die gleiche Frau nach einem Jahr erneut schwanger. Gegen Ende der Schwangerschaft Gestosezeichen, so daß die Geburt in der 29. Schwangerschaftswoche eingeleitet werden mußte. Nach einer 40minütigen Austreibungsperiode erfolgte die Spontangeburt aus erster Hinterhauptslage. Der Knabe wog 3240 g und war 49 cm lang. Keine Mißbildungen und keine Chromosomenanomalien.

Fallbeispiel 2

Die Patientin wurde 1974 erstmals hämodialysiert und erhielt 1975 mit 23 Jahren eine Leichennierentransplantation. Später Abstoßungsreaktionen und Harnwegsinfekte. Bei unregelmäßigen Zyklen wurde unerwartet eine Schwangerschaft festgestellt. Wegen der speziellen Problematik wurde ein Antrag auf Unterbrechung gestellt, die in der 20. Schwangerschaftswoche mit Prostaglandineinleitung erfolgte.

V. Fischer et al. (1981) berichten über 108 Schwangerschaften unter Azathioprin- und Prednisolonbehandlung aus den Jahren 1966–1977. Es erfolgten 87 Geburten. 68 Patientinnen hatten eine Nierentransplantation, 19 Patientinnen litten unter SLE, 5 unter CAH, eine unter Niereninsuffizienz (s. Tabelle 1).

Der Report 1973 des Nierentransplantationszentrums Chicago berichtet über 62 Schwangerschaften und gibt keine Hinweise für teratogene oder mutagene Effekte. Eine Patientin bekam 3 gesunde Kinder!

Golby et al. (1970) berichten über 30 Schwangerschaften von Frauen, deren Männer Nierentransplantationen hatten. Es kam zu 6 spontanen Aborten und zu 3 induzierten, einer Fehlgeburt und 18 gesunden Kindern.

Penn et al. (1971) fanden keine so große Häufigkeit an Aborten. 6 Neugeborene hatten eine transitorische Lymphopenie, 2 Nebennierenlinsuffizienzen.

Tabelle 1. Nach von Fischer et al. (1981)

	Gesamt		Nierentransplantierte	Übrige
	n	[%]	[%]	[%]
Spontane vaginale Geburten	59	54,6	43	16
Sectio caesarea	24	22,2	22	2
Aborte	7	6,5	6	1
Interruptiones	11	10,2	11	0
Gestosen			45	10

Coté et al. (1974) fanden ein Neugeborenes mit Zytomegalievirusinfektion. Evans et al. (1975) fanden ebenfalls Zytomegalie, beide Kinder waren gesund. Stäubli (1976) beschreibt eine Frühgeburt in der 34. Schwangerschaftswoche mit „Zytomegalie-syndrom".

Tallent (1970) berichtet über ein Kind eines männlichen Transplantationspatienten mit Meningomyelozele, Hüftgelenkdislokation und Paralyse der Beine. Der Vater erhielt allerdings Röntgenbestrahlung des Transplantats und Antibiotikatherapie wegen Harnwegsinfektion und Thrombophlebitis. Er hatte eine schwere Gicht und litt unter Steroidnebenwirkungen, u. a. an Katarakt und Hüftgelenknekrose.

Eine Reihe von Patientinnen bekam gesunde Kinder von autoimmunkranken Männern, die an Wegener-Granulomatose (Cooper 1970), MS (Goepel 1972), SLE (Gillibrand 1966), und CAH (Powell 1969) litten.

Sharon et al. (1974) berichten über 5 Schwangerschaften bei Frauen, die wegen SLE mit Azathioprin behandelt wurden. Bei 2 Patientinnen wurde Azathioprin von der 12. Schwangerschaftswoche an abgesetzt; es kam zu spontanen Aborten. Bei 3 Patientinnen wurde die Therapie fortgesetzt und 4 kleine, aber auch karyotypisch normale Kinder wurden geboren.

Nach Mund et al. sind bei SLE auch ohne immunsuppressive Therapie teratogene Effekte bekannt. Ginzler et al. (1975) behandelten 105 Frauen mit SLE mit Azathioprin; es kam zu 3 Schwangerschaften mit 4 gesunden Kindern und zu keinen spontanen Aborten.

Aus Deutschland liegen uns von 1979–1982 Mitteilungen über bisher 13 Schwangerschaftsverläufe vor, bei denen 5 Väter zur Zeit der Konzeption und 8 Mütter während der Schwangerschaft mit Azathioprin behandelt worden waren. Alle Kinder waren normal und gesund.

Schlußfolgerung

Azathioprin ruft wahrscheinlich keine teratogenen Effekte bei Kindern hervor, deren Eltern wegen Autoimmunkrankheiten (auch in der Kombination mit Prednisolon) behandelt wurden.

Bei Eltern mit Nierentransplantaten ist dies nicht so sicher. Kontrazeption und eine Wartezeit für wenigstens 6 Monate werden daher dringend empfohlen.

Bei zufälliger Schwangerschaft sollte evtl. die Dosis, besonders von Prednisolon, reduziert werden, außerdem sind engmaschige Kontrolluntersuchungen bei Kinderwunsch notwendig.

Literatur

Ahlmen J et al. (1974) Pregnancy following renal transplantation. Läkartidningen 71:2549

Baumgartner E et al. (1972) Chromosome changes after Imuran therapy. Orv Hetil 113:2159

Cooper K et al. (1970) Wegener's granuloma complicating pregnancy. J Obstet Gynaecol Br Commonw 77:1028

Coté CJ et al. (1974) Effects on the neonate of prednison and azathioprine administered to the mother during pregnancy. J Pediat 85:324

Evans TJ et al. (1975) Congenital cytomegalovirus infection after maternal renal transplantation. Lancet I:1359

Fischer von B et al. (1981) Schwangerschaft und Immunosuppressiva. Gynäk Rdsch 21:141

Friedrich U, Zeuthen E (1970) Chromosome abnormalities and treatment with Imuran (azathioprine) after kidney transplantation. Humangenetik 8:289

Ganner E et al. (1973) Chromosomes in patients treated with azathioprine. Humangenetik 18:231

Gillibrand PN (1966) Systemic lupus erythematosus in pregnancy with azathioprine. Proc Roy Soc Med 59:834

Ginzler E et al. (1975) Long-term maintenance therapy with azathioprine in systemic lupus erythematosus. Arthritis Rheum 18:27

Goepel W et al. (1972) Immunosuppressive treatment of multiple sclerosis with cyclophosphamide and Imuran – report on 57 cases. Dt Gesund Wes 27:1955

Golby M (1970) Fertility after renal transplantation. Transplant 10:201

Jensen MK (1970) Effect of azathioprine on the chromosome complement of human bone marrow. Internat J Cancer 5:147

Leb DE et al. (1971) Chromosome aberrations in the child of a kidney transplant recipient. Archs Intern Med 128:441

Lingardh G et al. (1974) Fertility in man after renal transplantation. Acta Chir Scand 140:494

Mancini RE et al. (1966) Fertil Steril 17:500

Markovic V et al. (1970) Investigation of chromosomes before and after treatment with Imuran. Part I Anai Zavoda za Mentalno Zdravie 2:105

Mason M et al. (1973) Treatment of systemic lupus erythematosus. Brit Med J II:422

Merkatz IR et al. (1971) Resumption of female reproductive function following renal transplantation. J Amer Med Ass 216:1749

Mund A et al. (1970) Effect of pregnancy on course of S.L.E. J Amer Med Ass 183:109

Penn I et al. (1971) Parenthood in renal homograft recipients. J Amer Med Ass 216:1755

Phadke AG et al. (1970) Male fertility in uraemia: restoration by renal allografts. Canad Med Ass J 102:607

Powell D (1969) Pregnancy in active chronic hepatitis on immunosuppressive therapy. Postgrad Med J 45:292

Price HV et al. (1976) Immunosuppressive drugs and the foetus. Transplantation 21:294

Rasmussen P et al. (1981) Children of female renal transplant recipients. Acta Paediatr Scand 70:869

Saarikoski S, Seppälä M (1973) Immunosuppression during pregnancy: transmission of azathioprine and its metabolites from the mother to the fetus. Am J Obstet Gynecol 115:1100

Samtleben W et al. (1980) Internistische Probleme bei Gravidität nach Nierentransplantation. Verh dtsche Ges inn Med 86:225

Stäubli M et al. (1976) Congenital cytomegalovirus infection after maternal renal transplantation. Dtsch med Wschr 101:414

Tallent MB et al. (1970) Birth defects in child of male recipient of kidney transplant. J Amer Med Ass 211:1854

Thumb N, Vormittag W (1975) Immunosuppressive therapy and chromosomal aberrations in rheumatoid arthritis. Scand J Rheum Suppl 8 Abstr 06–09

Tolchin SF et al. (1974) Chromosome abnormalities from cyclophosphamide therapy in rheumatoid arthritis and progressive systemic sclerosis (scleroderma). Arthritis Rheum 17:375

Diskussion

(Moderator: H. THALER)

BERG: Ich möchte Herrn Hopf etwas fragen: Wurde die Knochenmarkphthise, die Sie gesehen haben, bei Virushepatitiden beobachtet, und wieweit ist sie nicht nur Folge einer immunsuppressiven Therapie? Es gibt auch unbehandelte Fälle von akuter Virushepatitis, bei denen das Knochenmark befallen und geschädigt wird. Es wäre durchaus möglich, daß hier durch die Therapie nur indirekt etwas induziert wurde, nämlich die Aktivierung des Knochenmarkbefalls.

HOPF: Unser Fall mit tödlich verlaufender Agranulozytose betraf einen Patienten mit M. Crohn, die beiden anderen Fälle sind die gleichen, über die Professor Perings vorhin berichtete. Über Knochenmarkphthisen im besonderen ist mir nichts bekannt.

DÖLLE: Wie haben wir uns bei der Behandlung von Mann oder Frau mit Azathioprin zu verhalten, wenn Kinderwunsch besteht? Sollen wir eine Schwangerschaft zulassen? Ich meine, daß eine Frau mit chronisch-aktiver Hepatitis, die schwanger wird, höchstwahrscheinlich keine schwere Hepatitis hat. Deshalb braucht sie vielleicht nicht behandelt zu werden. Aber trotzdem sollten wir nicht einfach über dieses Problem hinweggehen. Ich habe jungen Leuten immer gesagt: Wir wissen es zwar nicht genau, aber wenn wir auf „Nummer Sicher" gehen wollen, dann verzichten Sie lieber auf Kinder, so lange die Behandlung dauert.

HOPF: Wir hatten gelegentlich mit genetischen Beratungsstellen über diese Frage gesprochen und übereinstimmend die Empfehlung erhalten, man solle eine Schwangerschaft vermeiden und für Kontrazeption sorgen, wenn Mann oder Frau mit Azathioprin behandelt werden. Kommt es trotzdem zu einer Schwangerschaft, muß sie nicht unbedingt unterbrochen werden.

BERG: Ich würde dem auch voll zustimmen. Es stellt sich nur noch eine andere Frage: Darf man überhaupt einer Patientin mit einer schweren chronisch-aggressiven Hepatitis eine Schwangerschaft zumuten? Ich glaube, es sollte nicht prinzipiell abgelehnt werden.

Die immunsuppressive Therapie der
chronisch-aktiven Hepatitis (Hrsg. W. Dölle)
© Springer-Verlag Berlin Heidelberg 1984

Indirekte Immunstimulation bei der chronisch-aktiven Hepatitis

I. Vido und U. Ranft

Bei der akuten Virushepatitis kommt es infolge einer Immunreaktion gegenüber viralen oder durch Viren modifizierten Wirtsantigenen zu einer Elimination der infizierten Leberzellen und zur Ausheilung der Erkrankung.

Die virusassoziierte und durch die Viruspersistenz unterhaltene chronische Hepatitis ist als Folge einer nicht genügend starken Immunantwort des Patienten anzusehen, die zu einer Immuntoleranz des Wirtes gegenüber dem Viruserreger führen kann.

Um eine Elimination des Virus bei den chronischen Virushepatitiden zu erzielen, muß der Abwehrmechanismus stimuliert werden. Gelingt es, die Virusreplikation zu bremsen und das Virus zu eliminieren, ist eine Ausheilung des Krankheitsprozesses zu erwarten (Tabelle 1).

Tabelle 1. Immunstimulation bei chronischer Hepatitis

1. Laevamisol
2. Transferfaktor
3. Freund-Adjuvans
4. Indirekte Immunstimulation

Die Immunstimulation wurde mit verschiedenen Substanzen versucht, so z. B. mit Laevamisol, Transferfaktor und Freund-Adjuvans.

Während bei der akuten Hepatitis B die ersten Versuche ermutigend erschienen, waren die Erfolge bei der chronisch-progredienten Hepatitis B eher enttäuschend.

Nach schlechten Behandlungsergebnissen bei der Therapie der chronisch-progredienten Hepatitis mit Laevamisol und Transferfaktor, wie auch ungenügenden Erfahrungen, belastet mit nicht unwesentlichen Nebenwirkungen des Freund-Adjuvans, versuchten wir bei 24 Patienten im Frühstadium der chronisch-aktiven und progredienten Hepatitis B durch ein abruptes Absetzen einer mehrjährigen immunsuppressiven Therapie mit Prednisolon – 12 mg/Tag und Azathioprin – 100 mg/Tag eine indirekte Immunstimulation zu erzielen. Ausgangspunkt unseres Verfahrens waren Beobachtungen bei einigen Patienten, die eigenständig ihre immunsuppressive Therapie abrupt abgesetzt haben. Erwartungsgemäß kam es zum akuten Schub der Erkrankung. Einige Wochen danach normalisierten sich aber alle leberbezogenen klinisch-chemischen Merkmale, und erstaunlicherweise kam es auch zu partieller oder kompletter Serokonversion der Hepatitis-B-Virusmarker.

Die Abb. 1 zeigt den Effekt des abrupten Absetzens einer mehrjährigen immunsuppressiven Therapie bei 10 HBsAg- und HBeAg-positiven Patienten. In den ersten 3 Monaten kam es bei allen Patienten zum akuten Schub der Erkrankung mit Anstieg der Werte der GPT bis zu 560 U/l. Zwischen dem 4. und 6. Monat fielen die Aktivitäten der GPT steil ab mit einer Normalisierung der Werte, bis auf einen Probanden, um 20 U/l.

Die immunsuppressive Therapie der
chronisch-aktiven Hepatitis (Hrsg. W. Dölle)
© Springer-Verlag Berlin Heidelberg 1984

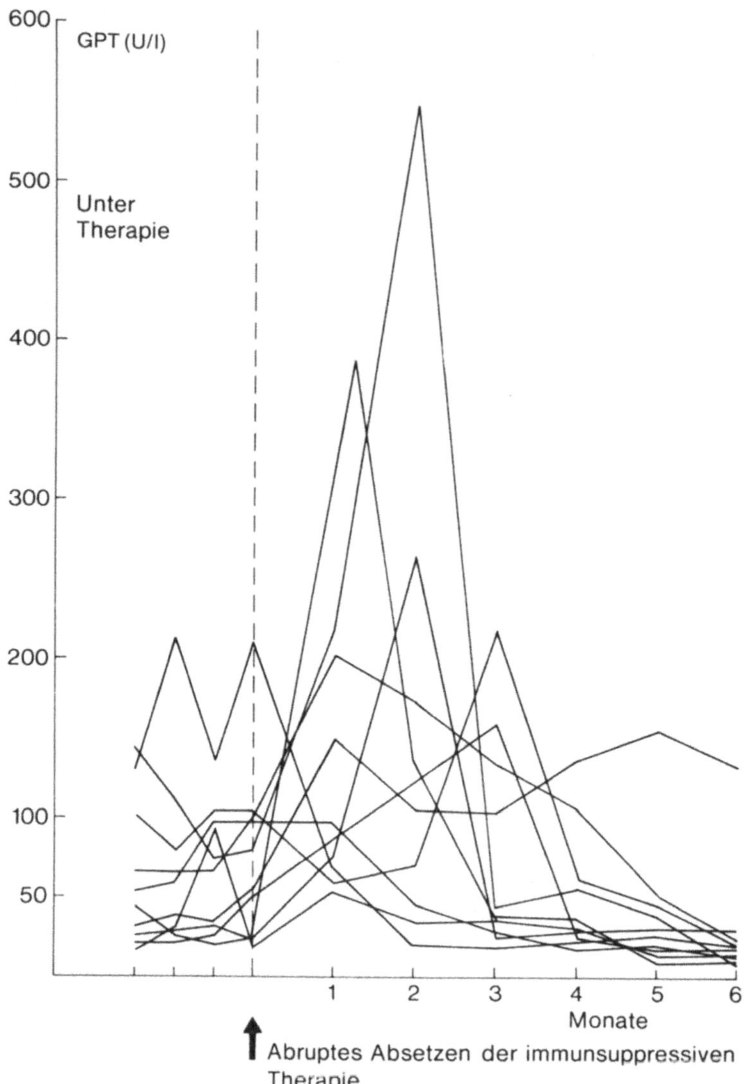

Abb. 1. Akuter Schub einer chronisch-aktiven Hepatitis B nach abruptem Absetzen der immunsuppressiven Therapie bei HBsAg-positiven und HBeAg-positiven Patienten (n = 10)

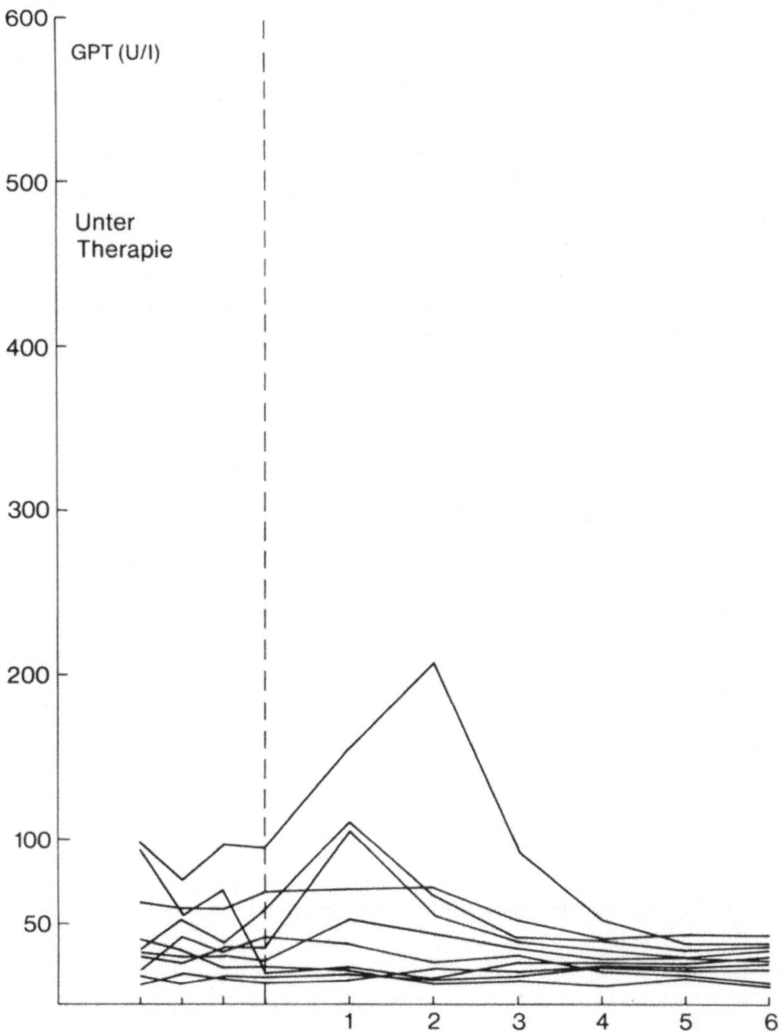

Abb. 2. Akuter Schub einer chronisch-aktiven Hepatitis B nach abruptem Absetzen der immunsuppressiven Therapie bei HBsAg-positiven und HBeAg-negativen Patienten (n = 10)

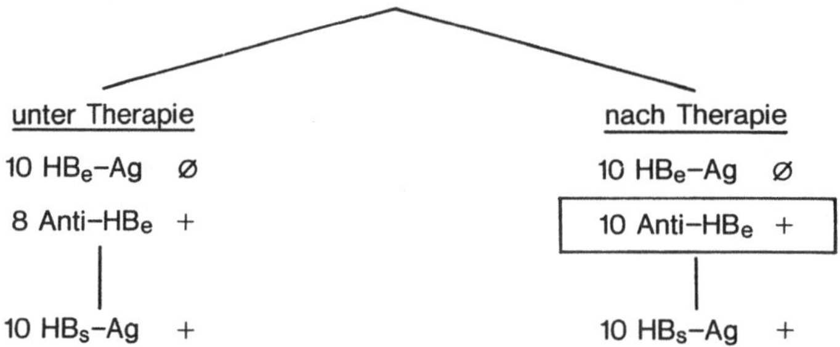

Abb. 3. Virusmarker bei 10 Patienten mit HBsAg-positiver und HBeAg-negativer chronisch-progredienter Hepatitis nach abruptem Absetzen einer mehrjährigen immunsuppressiven Therapie

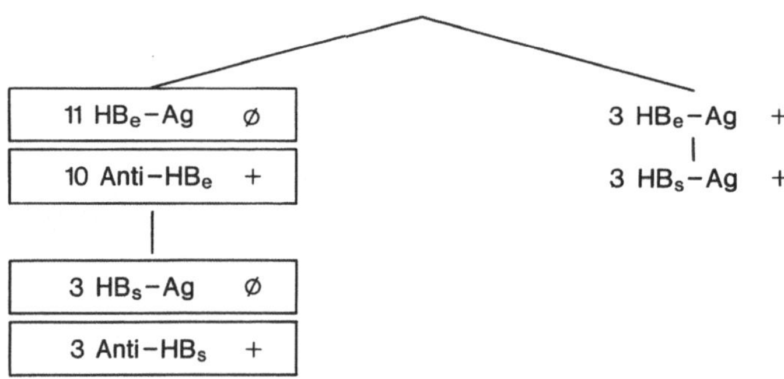

Abb. 4. Virusmarker bei 14 Patienten mit HBsAg- und HBeAg-positiver chronisch-progredienter Hepatitis nach abruptem Absetzen einer mehrjährigen immunsuppressiven Therapie (1. Versuch)

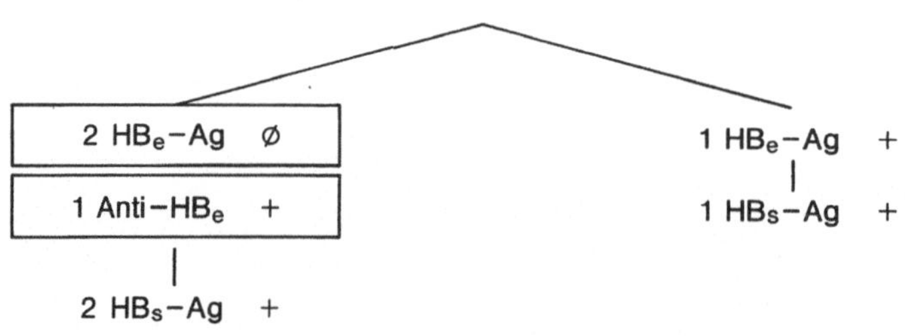

Abb. 5. Virusmarker bei 3 Patienten mit HBsAg- und HBeAg-positiver chronisch-progredienter Hepatitis nach abruptem Absetzen einer mehrjährigen immunsuppressiven Therapie mit gleichzeitiger Gabe von Vidarabin bzw. Vidarabin und Interferon (2. Versuch bei Non-Respondern des 1. Versuchs)

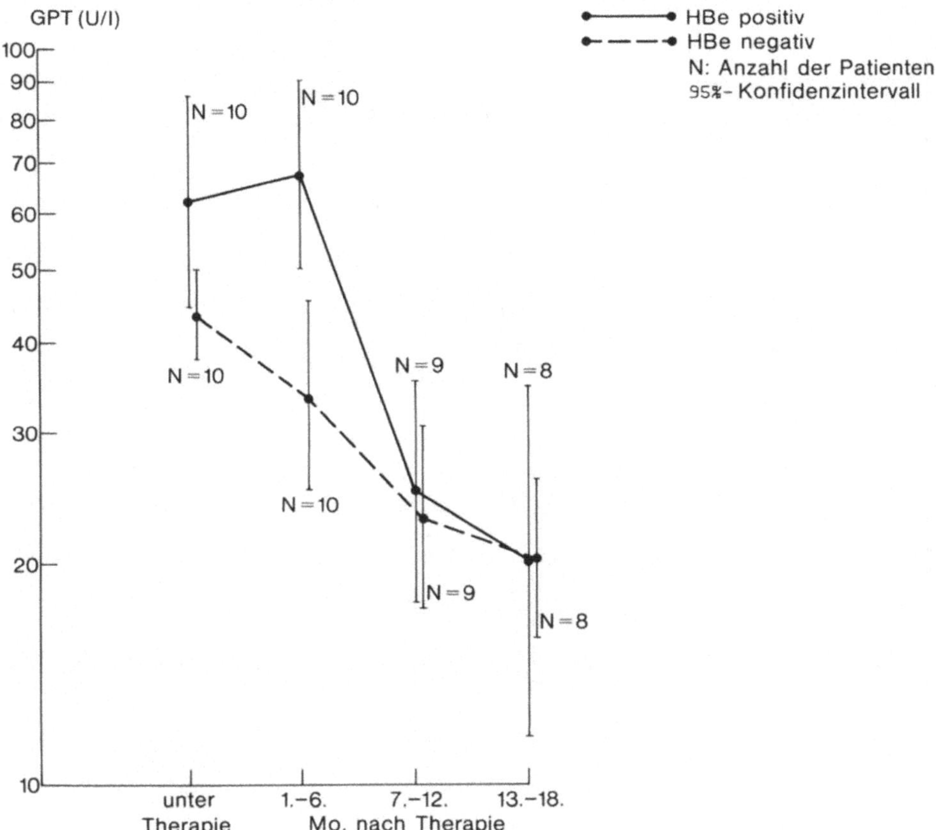

Abb. 6. Mittlerer Verlauf der Aktivität der GPT nach Mittelung über die Wiederholung je Zeitgruppe je Patient

Einen ähnlichen, wenn auch nicht so ausgeprägten Effekt konnten wir auch bei 10 HBsAg-positiven, aber HBeAg-negativen Patienten beobachten (Abb. 2).

Bei diesen 10 HBeAg-negativen Patienten war das Anti-HBe unter Therapie bei 8 nachweisbar, nach Absetzen der Therapie wurden alle Patienten dieser Gruppe Anti-HBe-positiv, behielten jedoch bisher ihr HBsAg (Abb. 3).

Von den weiteren 14 HBeAg-positiven Patienten verloren im ersten Versuch 11 das HBeAg aus dem Serum, 3 davon auch das HBsAg (Abb. 4).

Im 2. Versuch, jetzt mit gleichzeitiger Gabe von Vidarabin bzw. Vidarabin und Interferon, verloren 2 weitere Probanden ihr HBeAg, so daß von unseren 14 Patienten bei 13 Probanden eine partielle, davon bei 3 Patienten eine komplette Serokonversion erfolgte und nur 1 Patient als eigentlicher Non-Responder betrachtet werden kann (Abb. 5).

Die Besserung bzw. Normalisierung der Leberentzündung nach abruptem Absetzen der immunsuppressiven Therapie, gemessen an den Aktivitäten der Transaminasen und γ-GT, wie auch der Menge der γ-Globuline im Serum, zeigen die weiteren Abbildungen (Abb. 6–11).

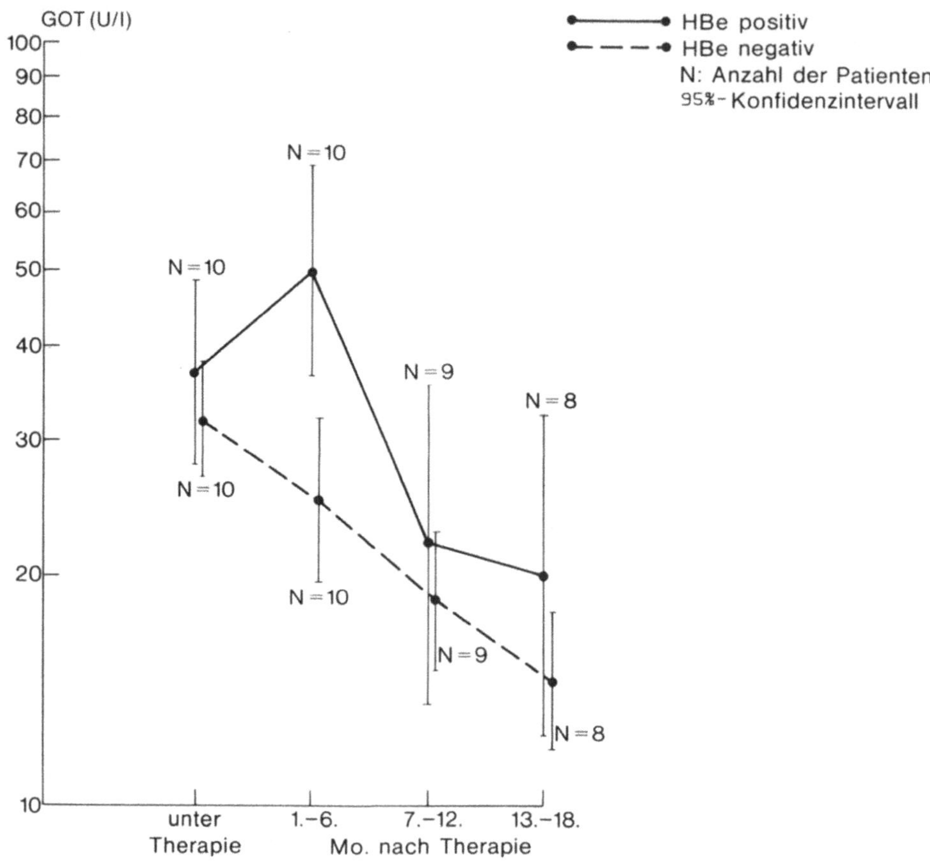

Abb. 7. Mittlerer Verlauf der Aktivität der GOT nach Mittelung über die Wiederholungen je Zeitgruppe je Patient

Insgesamt ist festzustellen, daß nach abruptem Absetzen einer länger als 2jährigen immunsuppressiven Therapie mit Prednisolon (Decortilen) 12 mg/Tag und Azathioprin (Imurek) 100 mg/Tag bei Patienten im Frühstadium einer chronisch-aktiven Hepatitis B die Aktivitäten der Serumenzyme, weniger die Menge der γ-Globuline im Serum, einen steilen Abfall der Werte bis zur Normalisierung zwischen dem 18. und 30. Monat unserer Beobachtung aufwiesen.

Die Unterschiede der von uns untersuchten klinisch-chemischen Parameter unter und nach Therapie waren statistisch signifikant.

Ein ähnlich positiver Trend war auch in der Lebermorphologie festzustellen. Nach abruptem Absetzen der Therapie kam es zu einer deutlichen Besserung sowohl im histologischen wie auch immunhistologischen Befund aller von uns untersuchten Patienten.

Nur bei 2 von 24 Patienten kam es im weiteren Verlauf zum Rezidiv der Erkrankung.

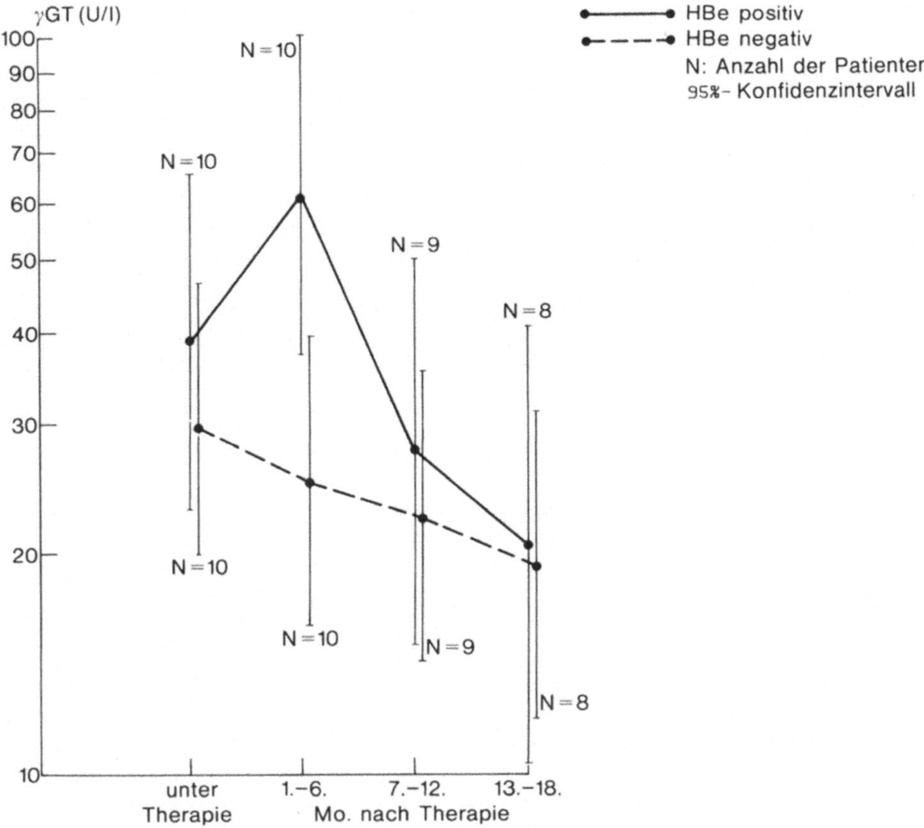

Abb. 8. Mittlerer Verlauf der Aktivität der γ-GT nach Mittelung über die Wiederholungen je Zeitgruppe je Patient

Literatur

Jain S, Thomas HC, Sherlock S (1977) Transfer factor in the attempted treatment of patients with HBsAg positive chronic liver disease. Clin exper Immunol 30:10

Müller R, Vido I, Schmidt FW (1982) Rapid withdrawal of immunsuppressive therapy in chronic active hepatitis B infection. Lancet I:1323

Pars A, Barna K, Hollos J, Kovaks M, Miszlac Z, Palakfaloi A, Javor J (1977) Laevamisole in viral hepatitis. Lancet I:702

Piccari GG, D'Imperio N, Formica G, Piemontese A, Sarti F, Spomgano P, Dal Monte PR (1979) Laevamisol-Therapie bei chronisch aktiver Hepatitis. Therapiewoche 29:40

Schmidt FW, Müller R, Vido I, Schmidt E (1982) Gegenwärtiger Stand der Therapie bei chronischer Hepatitis. In: Tittor W, Schwalbach G, Gehring D (Hrsg) Chronische Lebererkrankungen, Ursache, Entstehung und Verlauf. Thieme, Stuttgart

Tong MJ, Nystrom JS, Redeker AG, Marshall GJ (1976) Failure of transfer factor therapy in chronic active type H-hepatitis. New Engl J Med 295:209

Vido I (1983) Die indirekte Immunstimulation bei chronischer Hepatitis B. 8. Leber-Symposium in Vulpera, 22.−24. September

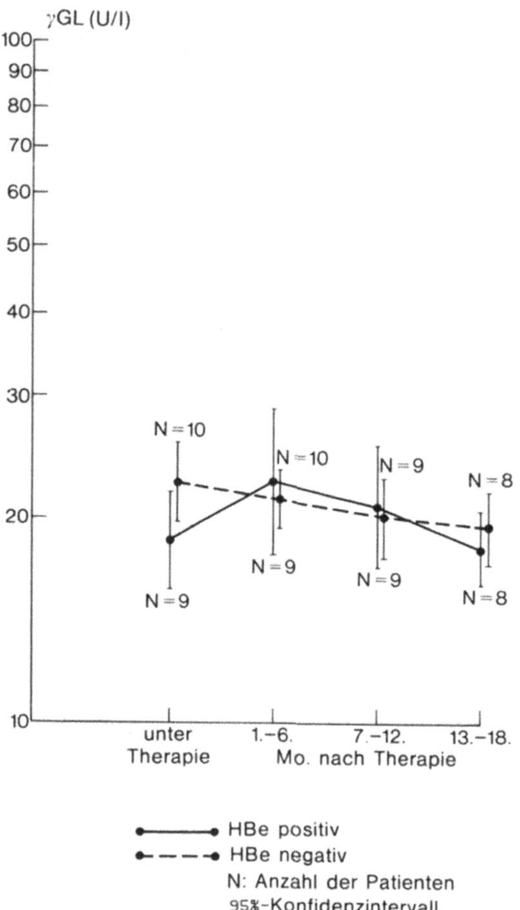

Abb. 9. Mittlerer Verlauf der Menge der γ-Globuline nach Mittelung über die Wiederholungen je Zeitgruppe je Patient

Abb. 10. Mittelwert der Aktivitäten der GOT, der GPT, der γ-GT und Menge der γ-Globuline im Serum unter und nach abruptem Absetzen der immunsuppressiven Therapie bei 20 Patienten mit chronisch-aktiver Hepatitis B

Abb. 11. Mittelwerte der Enzymaktivitäten und Menge der γ-Globuline im Serum bei 20 Patienten mit chronisch-aktiver Hepatitis B vor und nach abruptem Absetzen der immunsuppressiven Therapie

U/l/GOT, GPT, γ–GT)
55
50
45
40
35
30
25
20
15
10
5
rel.%(γ–Glob.)
30
20
10
GOT
GPT
γ–GT
γ–Glob.
Unter Therapie
12–M.
18–M.
24–M.
30–Monate nach Absetzen der Therapie

Abb. 10

HBs–Ag–posit. u. HBe–Ag–posit. Patienten
(n = 10)
HBs–Ag–posit. u. HBe–Ag–negat. Patienten
(n = 10)
U/l (GOT, GPT, γ–GT
rel. % (γ–Glob.)
100
80
60
40
20
GOT GPT γ–GT γ–Glob.
GOT GPT γ–GT γ–Glob.
Unter Therapie
Mindestens 2 Jahre nach Therapie

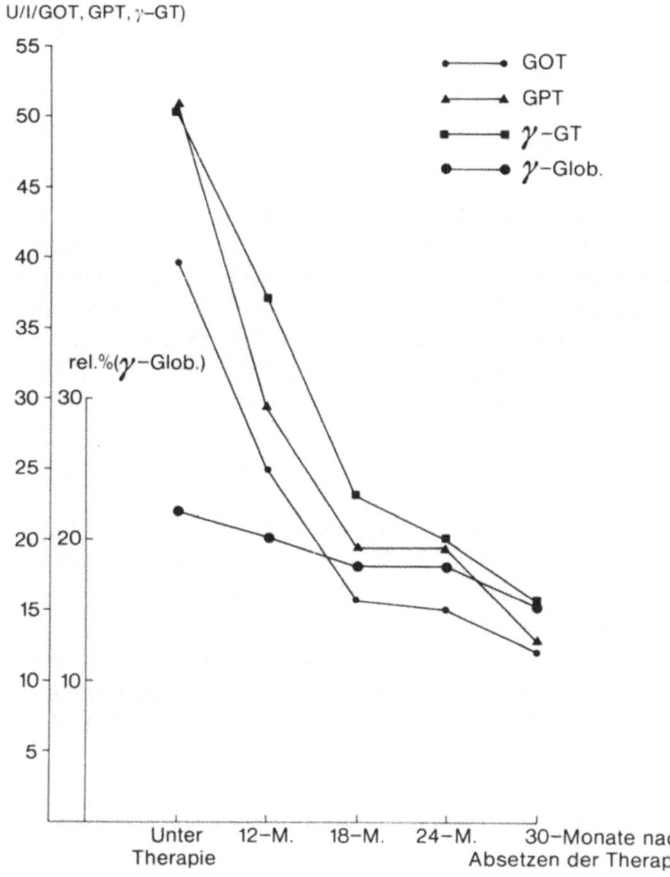

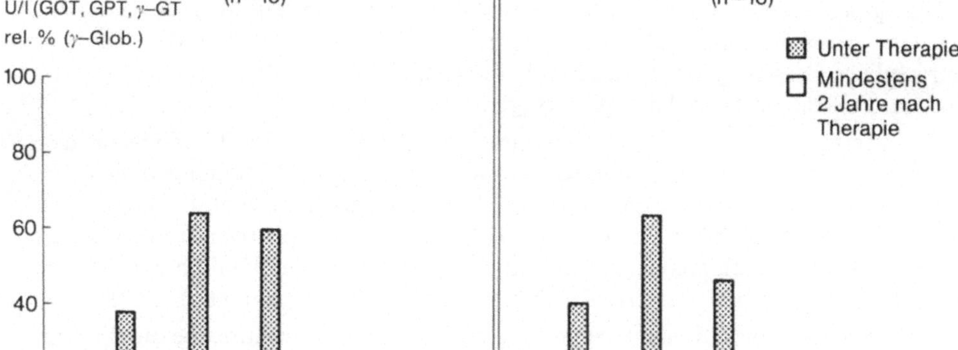

Abb. 11

Andere therapeutische Ansätze bei chronisch-aktiver Hepatitis

R. Müller

In den letzten Jahren haben mehrere Arbeitsgruppen versucht, den Verlauf einer chronisch-aktiven Hepatitis (CAH) durch Immunstimulation und im Falle einer chronischen Hepatitis B auch durch eine antivirale Behandlung günstig zu beeinflussen. Die Anregung des Immunapparates durch das Absetzen einer immunsuppressiven Medikation wurde schon im vorausgehenden Referat von Prof. Vido besprochen. Als Immunstimulanzien wurden darüber hinaus Laevamisol, verschiedene bakterielle Antigene, Transferfaktor und informatorische RNS (I-RNS) eingesetzt. Laevamisol soll die T-Zellaktivität und die Phagozytosefähigkeit von Monozyten und Makrophagen steigern. Die Ergebnisse aller Studien, in denen diese Substanz eingesetzt wurde, stimmen darin überein, daß sich ein günstiger therapeutischer Effekt bei chronisch-aktiver Hepatitis nicht erzielen läßt (Javor et al. 1978; Piccari et al. 1979; Ponzetto et al. 1979; Fattovich et al. 1981). Die Therapie mußte bei einigen Patienten wegen Übelkeit und exanthematischen Hautausschlägen abgebrochen werden. In einem Fall wurde eine Agranulozytose beschrieben (Nilius et al. 1983).

Bakterielle Antigenpräparationen sollen als unspezifische Immunmodulatoren eine Induktion der Interferonsynthese, eine Aktivierung der zellvermittelten Immunität und eine Stimulation des Makrophagen-Monozyten-Systems bewirken (Brzosko et al. 1978; Gil et al. 1984).

Nach kontinuierlicher Stimulation mit BCG-Vakzine wurde bei 20 Kindern eine Besserung der klinischen und chemischen Befunde beobachtet, 12 Kranke eliminierten das HBsAg aus dem Serum und 11 zeigten eine Besserung der histologischen Befunde (Brzosko et al. 1978).

In jüngster Zeit wurden auch Zellwandbestandteile von Propionibacterium granulosum KP-45 (PG) zur Behandlung der CAH-B genutzt (Smith et al. 1982 b). Bei 4 von 9 HBeAg-positiven Patienten wurde eine Serokonversion von HBeAg nach Anti-HBe und eine Ausheilung der Erkrankung berichtet. Bei 7 weiteren Kranken sei eine beträchtliche Besserung der klinischen Befunde und der Leberhistologie festgestellt worden. Ein Patient blieb Therapieversager.

Transferfaktor ist ein antigen-wirksames Peptidnukleotid aus Leukozyten, das zelluläre Abwehrreaktionen stimulieren kann. Kasuistische Mitteilungen lieferten Hinweise auf einen möglichen günstigen Effekt bei chronischer Hepatitis (Shulman et al. 1974; Tong et al. 1976; Pizza et al. 1979). In einer prospektiven kontrollierten Studie ließ sich jedoch weder eine signifikante Besserung der klinisch-chemischen Befunde noch ein Abfall des HBsAg-Titers feststellen (Sodomann et al. 1979).

I-RNS ist eine im zellfreien System hergestellte Ribonukleinsäure, die die Bildung spezifischer Antikörper induzieren soll. Über therapeutische Erfolge wurde bei Herpes-simplex-Infektionen und auch bei CAH-B berichtet (Eisenburg 1979). Wir haben eine I-RNS-Behandlung bei 5 Patienten mit CAH-B durchgeführt und konnten nach mehrmonatiger Therapie weder bei den HBV-Merkmalen noch bei den biochemischen Befunden einen günstigen Effekt beobachten (Müller 1980).

Mit dem Ziel eines direkten Einflusses auf die chronische HBV-Infektion wurden in den vergangenen Jahren verschiedene antiviral wirksame Substanzen erprobt. In vivo ließ sich eine Hemmung der HBV-Replikation mit humanen Interferonen sowie mit Vidarabin und seinem Monophosphatester erreichen. Impecarcin, Ribavirin und Quinacrin haben sich als wirkungslos erwiesen (Müller 1980; Schober et al. 1979; Schaffner 1980). Nach Acyclovirgabe, einer Substanz, die die viruskodierte Thymidinkinase hemmt, wurde in Einzelfällen ein Abfall der Aktivität der HBV-spezifischen DNA-Polymerase (DNAP) DNAP beobachtet (Weller et al. 1982 b; Trepo et al. 1983; Smith et al. 1982 b). Die Wirkung war jedoch nicht dosisabhängig und die Therapie zum Teil von erheblichen Nebenwirkungen begleitet, so daß Acyclovir kaum eine Rolle bei der Behandlung der chronischen HBV-Infektion spielen dürfte. Darüber hinaus bewirkt das HBV keine Indikation der Thymidinkinase (Smith et al. 1982 b).

Eine positive Wirkung von HIFN-alpha bei CAHB wurde erstmals 1976 von Greenberg et al. beschrieben. Heute liegen Erfahrungen über die Behandlung der CAHB mit Interferonen an über 100 Patienten vor (Weimar et al. 1978, 1979; Kato et al. 1979; Kondo et al. 1980; Müller et al. 1980, 1981; Scullard et al. 1981 a, b). Die meisten Kranken wurden mit humanem Interferon-alpha (HIFN-alpha) behandelt. Hierunter wurde regelmäßig ein Abfall der DNAP beobachtet. In wenigen Fällen ließ sich auch ein Verschwinden des HBeAg und sehr selten eine Elimination des HBsAg feststellen. Wenn dieser Erfolg nach Abschluß der Therapie erhalten blieb, folgte eine Besserung der Leberfunktion. In den meisten Fällen war der Effekt jedoch nur passager, weswegen Scullard et al. (1979) zu dem Schluß kommen, daß HIFN-alpha als Monotherapie keine effektive Behandlungsform der chronischen HBV-Infektion ist, bessere Ergebnisse aber möglicherweise durch eine Kombinationstherapie mit anderen antiviral wirksamen Medikamenten erzielt werden könnten.

Über ähnliche Ergebnisse wurde in letzter Zeit auch bei einer Therapie mit Lymphoblasteninterferon berichtet (Lok et al. 1983). Uneinheitlich dagegen sind die Ergebnisse, die mit einer HIFN-beta-Behandlung erzielt wurden. Einige Autoren konnten überhaupt keine suppressive Wirkung auf die chronische HBV-Infektion feststellen, andere haben eine ähnliche Hemmung der Virusvermehrung wie nach HIFN-alpha-Gabe beobachtet, wenn die Substanz intravenös gegeben wurde (Weimar et al. 1977, 1979; Müller et al. 1981; Desmyter et al. 1976; Kingham et al. 1978; Dolen et al. 1979; Toshitsugu 1980).

Wir haben in einer prospektiven kontrollierten Studie 8 Patienten 6 Monate mit HIFN-beta behandelt (Müller et al. 1980, 1981). Bei einem Probanden heilte die Erkrankung aus. Der Elimination sämtlicher HBV-Merkmale folgte eine Normalisierung der klinisch-chemischen Befunde. Bei allen anderen Patienten wurde lediglich ein passagerer Abfall der DNAP im Serum beobachtet. Trotz fortgesetzter Interferongabe kam es zu einem Wiederanstieg in den Ausgangsbereich. Danach dürfte HIFN-beta ebenso wie HIFN-alpha einen supprimierenden Effekt auf die chronische HBV-Infektion haben, wobei die Wirkung in der Regel jedoch nicht ausreichen dürfte, um eine Elimination des Virus herbeizuführen.

Das synthetische Purinnukleosid ARA-A blockiert die virale DNS-Polymeraseaktivität und hemmt so die Virusreplikation. Die ersten Berichte über einen erfolgreichen Einsatz bei chronischer HBV-Infektion kamen von 2 Arbeitsgruppen, die unabhängig voneinander bei 2 bzw. 4 Patienten einen passageren Abfall der DNAP-Aktivität im Serum beschrieben (Pollard et al. 1978; Chadwick et al. 1978). Nach Absetzen der Therapie kehrte die Aktivität des Enzyms jedoch auf die Ausgangswerte zurück. Ermutigt von diesen Ergebnissen haben Bassendine et al. (1979) eine randomisierte kontrollierte Studie durchgeführt. Bei 4 von 6 HBeAg-positiven Patienten fiel die DNAP-Aktivität unter die Nachweisgrenze. 6 Monate nach Therapiebeginn wiesen diese Patienten signifikant niedrigere HBsAg-Titer und Transaminaseaktivitäten auf als die Kontrollen. Über ähnliche Ergebnisse wurde auch von Watanabe et al. (1982) berichtet. Da der Einsatz von ARA-A große Infusionsmengen erfordert, wird heute im allgemeinen sein besser verträgliches, wasserlösliches Derivat ARA-AMP verwendet. Diese Substanz hat ebenfalls einen suppressiven Effekt auf die chronische HBV-Infektion und bewirkt einen passageren Abfall der DNAP-Aktivität im Serum. Etwa 20 % der behandelten Patienten eliminierten das HBeAg und haben danach eine Besserung der klinisch-chemischen Befunde erfahren (Trepo et al. 1983; Weller et al. 1980, 1982a; Smith et al. 1982 a). Da kontrollierte Untersuchungen fehlen und die. Patientenzahlen nur klein sind, bleibt abzuwarten, ob sich bei Vergrößerung der Patientenzahlen diese Ergebnisse auch in kontrollierten Untersuchungen bestätigen lassen.

Da die Monotherapie mit keinem der bislang eingesetzten antiviralen Medikamente die Erwartungen einer wirksamen Behandlungsform bei CAH-B erfüllen konnte, wurden in den letzten Jahren mehrere Studien mit einer Kombinationsbehandlung durchgeführt. Scullard et al. (1981 a, b) behandelten 16 Patienten mit mehreren 7–14 Tage dauernden Zyklen von ARA-A, überlappend mit 14tägigen Zyklen von 5 Mio. Einheiten HIFN-alpha pro Tag. Über einen Behandlungserfolg wurde bei 44 % der mit Kombinationstherapie behandelten Patienten berichtet, während durch eine Monotherapie mit HIFN-alpha bei 25 % und mit ARA-A nur bei 17 % der Probanden vergleichbare Ergebnisse erzielt wurden.

In einer zweiten Untersuchungsreihe setzte die gleiche Arbeitsgruppe bei 10 Männern 7–28 Tageszyklen von ARA-AMP wechselweise mit 3–4 jeweils 28 Tage dauernden Kursen von HIFN-alpha ein (Smith et al. 1982a). Nur 6 Patienten konnten das Therapieschema vollständig tolerieren, bei den anderen mußte die Behandlung wegen polyneuritischer Schmerzen und Schlaflosigkeit abgebrochen werden. Alle Patienten reagierten mit einem passageren Absinken der DNAP-Aktivität, aber nur 1 Proband bildete Anti-HBe. Bei ihm war die DNAP-Aktivität im Serum auch 6 Monate nach Absetzen der Therapie nicht mehr nachweisbar.

Wir haben eine prospektive kontrollierte Studie mit einer Kombinationsbehandlung bei 16 Patienten durchgeführt (Müller et al. 1983). 8 Patienten erhielten jeweils 14 Tage lang HIFN-beta in steigenden Dosen von 2 Mio. E bis 16 Mio. E pro Tag. Alternierend wurde in 8tägigen Kursen ARA-AMP in einer Dosis von 15 mg/kg KG pro Tag als 20minütige Kurzinfusion gegeben. Bei allen behandelten Kranken sank die DNAP-Aktivität und die mittlere HBsAg-Konzentration im Vergleich mit den Werten bei den unbehandelten Kontrollpersonen und denen, die während der 6monatigen Vorbeobachtungsphase gemessen wurden, signifikant ab. Nur bei einem Patienten erreichten wir eine Serokonversion nach Anti-HBe und eine Besserung der klinisch-chemischen Befunde. Bei allen anderen kam es nach Absetzen der Virostase zu einem Rückfall mit Wiederanstieg der DNAP-Aktivität und der HBsAg-Konzentration in den Bereich der Ausgangswerte.

Danach dürfte die Kombinationsbehandlung von HIFN-beta und ARA-AMP zwar wirksamer sein als eine Monotherapie mit HIFN-beta, eine Elimination des HBV dürfte aber ebenfalls nur ausnahmsweise erreicht werden. Die Ursache hierfür könnte darauf beruhen, daß wenigstens bei einem Teil der Patienten die DNS des Hepatitis-B-Virus ganz oder teilweise in das Genom der Hepatozyten integriert ist (Brechot et al. 1981 a, b; Koshy et al. 1981).

Literatur

Bassendine MF, Chadwick RG, Salmeron J, Shipton U, Thomas C, Sherlock S (1979) Treatment of HBsAg-positive chronic liver disease with adenine arabinoside. Gut 20:906

Brechot C, Hadchonel M, Scotte J, Fonck M, Potet F, Vyas GN, Tiollais P (1981 a) State of hepatitis B virus DNA in hepatocytes of patients with hepatitis B surface antigen-positive and -negative liver disease. Proc Natl Acad Sci USA 78:2906

Brechot C, Hadchonel M, Scotto J, Degos F, Charnay P, Trepo C, Tiollais P (1981 b) Detection of hepatitis B virus DNA in liver and serum. Lancet II:765

Brzosko WJ, Debski R, Derecka K (1978) Immunstimulation for chronic active hepatitis. Lancet II:311

Chadwick RG, Bassendine MF, Crawford EM, Thomas HC, Sherlock S (1978) HBsAg-positive chronic liver disease: Inhibition of DNA polymerase activity by vidarabine. Br Med J II:531

Desmyter J, DeGroote J, Demet VJ et al. (1976) Administration of human fibrobalst interferon in chronic hepatitis B infection. Lancet II:645

Dolen J, Carter GWA, Horoszewicz JS, Vladutin AO, Leibowitz AI, Nolan JP (1979) Fibroblast interferon treatment of a patient with chronic active hepatitis. Am J Med 67:127

Eisenburg J (1979) Behandlung der Virushepatitis. Bewährte Methoden und neue Wege. Fortschr Med 97:1363

Fattovich G, Crivellaro C, Cadrobbi P, Pornaro E, Alberti A, Realdi G (1981) Virological changes in HBsAg-positive active hepatitis in childhood during levamisole-treatment (Abstract). EASL, Lissabon

Gil J, Ziemka J, Brzosko J et al. (to be published) Immunotherapy of chronic active viral hepatitis B with propioni-bacterium granulosum. Hepatogastroenterology

Greenberg HB, Pollard RB, Lutwick LI, Gregory PB, Robinson WS, Merigan TC (1976) Effect of human leukocyte interferon on hepatitis B virus infection in patients with chronic active hepatitis. N Engl J Med 295:517

Javor R, Pear A, Bajtai G, Amburg M, Hollós I, Kovávs M (1978) Immunstimulation als therapeutisches Prinzip bei der chronischen Hepatitis. Wiss Z Ernst Moritz Arndt Universität Greifswald 27:105

Kato Y, Kobayashi K, Suyama T, Hattori N (1979) Effects of human leukocyte interferon therapy on hepatitis B virus in patients with chronic active hepatitis. Gastroenterology 77:21

Kingham JGC, Ganguly NK, Shaari ZD et al. (1978) Treatment of HBsAg-positive chronic active hepatitis with human fibroblast interferon. Gut 19:91

Kondo M, Matsumura N, Yoshikawa T, Nishida K, Tagami H (1980) Effect of human leukocyte interferon on hepatitis surface antigen. Hepatogastroentrology Abstracts of the XI. Internat. Congress of Gastroenterology, Hamburg, June 8–13. 1980. Thieme, Stuttgart New York, p 353

Koshy R, Kaupas P, Müller R, Hofschneider PH (1981) Detection of hepatitis B virus specific DNA in the genomes of human hepatocellular carcinoma and liver cirrhosis tissue. J Gen Virol 57:95

Lok ASF, Karayiannis P, Brown D, Fowler MJF, Monjardino J, Thomas HC, Sherlock S (1983) Suppression of hepatitis B virus (HBV) replication with thrice weekly lymphoblastoid interferon (Abstract W 9). EASL, Southampton

Müller R (1980) Neue Aspekte der Therapie von Virushepatitiden. Mitt Klin Nephrol 9:108

Müller R, Vido I, Siegert W, Wöltje M, Klein H, Staar U, Schmidt FW (1980) Exogenous interferon in chronic hepatitis B infection. In: Bianchi L, Gerok W, Sickinger K, Stalder GA (eds) Virus and the liver. MTP Press, Lancester, p 355

Müller R, Siegert W, Hofschneider HP, Deinhardt F, Frösner G, Vido I, Schmidt FW (1981) Treatment of chronic active hepatitis B (CAHB) with human interferon-beta. In: DeMeyer E, Galazzo G, Schellekens H (eds) The biology of the interferon system. Elsevier/North Holland, Amsterdam, p 355

Müller R, Vido I, Klein H, Wille E, Schmidt FW (1983) Human interferon-beta (HIFN-β) and adenine arabinoside 5′-monophosphate (ARA-AMP) in HBsAg chronic active hepatitis (CAH) (Abstract W 10). EASL, Southampton

Nilius R, Schentke U, Otto L et al. (1983) Levamisole therapy in chronic hepatitis. Results of a multicentric double blind trial. Hepatogastroenterology 30:90

Piccari GG, D'Imperio N, Formica G, Piemontese A, Sarti F, Spongano P, Del Monte PR (1979) Levamisole therapy in chronic active liver diseases (Abstract). EASL, Düsseldorf

Pizza G, Viza D, Roda A, Aldini E, Roda E, Barbara L (1979) Transfer factor for the treatment of chronic active heaptitis. N Engl J Med 300:1332

Pollard RB, Smith JL, Neal EA, Gregory PB, Merigan TC, Robinson WS (1978) Effect of vidarabine on chronic hepatitis B virus infection. JAMA 239:1648

Ponzetto A, Bonini F, Arrigoni A et al. (1979) Immunostimulant therapy in HBSAg + chronic active liver disease: A pilot controlled trial with levamisole (Abstract). EASL, Düsseldorf

Schaffner F (1980) New approaches to treatment of hepatitis B chronic liver disease. In: Bianchi L, Gerok W, Sickinger K, Stalder GA (eds) Virus and the liver. MTP Press, Lancaster, p 367

Schober A, Kaboth W, Biswas R, Gerlich W, Stamm B, Creutzfeld W (1979) Treatment of chronic hepatitic B virus (HBV-)-infection with ribavirin. 5. Internat. Congr. of liver diseases Basel, October 1979

Scullard GH, Alberti A, Wansbrough-Jones MH et al. (1979) Effects of human leukocyte interferon in hepatitis B virus replication and immuno responses in patients with chronic hepatitis B infection. J Clin Lab Immunol 1:227

Scullard GH, Andres LL, Greenberg HB et al. (1981 a) Antiviral treatment of chronic hepatitis B virus infection: Improvement in liver disease with interferon and adenine arabinoside. Hepatology 1:228

Scullard GH, Pollard RB, Smith JL, Sacks SL, Gregory PB, Robinson WS, Merigan TC (1981 b) Antiviral treatment of chronic hepatitis B virus infection. I. Changes in viral markers with interferon combined with adenine arabinoside. J Infect Dis 143:772

Shulman S, Schulkind M, Ayoub E (1974) Transferfactor therapy of chronic active hepatitis. Lancet II:650

Smith CJ, Kitchen LW, Scullard GH, Robinson WS, Gregory PB, Merigan TC (1982 a) Vidarabine monophosphate and human leukocyte interferon in chronic hepatitis V infection. JAMA 247:2261

Smith CJ, Scullard GH, Gregory PB, Robinson WS, Merigan TC (1982 b) Preliminary studies of acyclovir in chronic hepatitis B. Acyclovir Symp. Am J Med 73:267

Sodomann CP, Maerker-Alzer G, Havemann K et al. (1979) Transfer factor treatment of patients with HBsAg positive active hepatitis. Klin Wochenschr 57:193

Tong MJ, Nastrom JS, Redecker AG, Marshall GJ (1976) Failure of transfer factor therapy in chronic active B hepatitis. N Engl J Med 295:209

Toshitsugu ODA (1980) Effect of human leukocyte or fibroblast interferon on hepatitis B virus infection in patients with chronic hepatitis. Conference on clinical and malignant tumors. Osio, Japan, December 2–4, 1980

Trepo C, Hantz O, Coupier D, Chossegros P, Chevallier R, Brette R (1983) Comparative tolerance and efficiacy studies of ARA-A, ARA-AMP, acyclovir and leucocyte interferon on HBV replication (Abstract W 12). EASL, Southampton

Watanabe S, Saito S, Yoshikawa A, Shibayama T, Kamimura T, Suziki S, Ischida F (1982) Evaluation of the antiviral effects of adenine arabinoside on chronic HBV infection. Hepatogastroenterology 29:102

Weimar W, Heijtink RA, Schalm SW et al. (1977) Fibroblast interferon in HBsAg-positive chronic active hepatitis. Lancet II:1282

Weimar W, Heijtink RA, Schalm SW, Schellekens H (1978) Differential effect of exogenous fibroblast and leukocyte interferon in HBsAg chronic hepatitis. Gastroenterology 74:1150

Weimar W, Heijtink RA, Schalm SW, Schellekens H (1979) Differential effects of fibroblast and leukocyte interferon in HBsAg positive chronic active hepatitis. Eur J Clin Invest 9:151

Weller JVD, Bassendine MF, Murray AR, Summers J, Thomas HC, Sherlock S (1980) HBsAg positive chronic liver disease inhibition of viral replication by highly soluble adenine arabinoside 5'-monophosphate (ARA-AMP). Gastroenterology 79:1129

Weller JVD, Bassendine MF, Murray AK, Craxi A, Thomas HC, Sherlock S (1982a) Treatment of HBsAg positive chronic liver disease: Permanent inhibition of viral replication by highly soluble adenine arabinoside 5'-monophosphate (ARA-AMP). In: Szmuness W, Alter HJ, Maynard JE (eds) Viral hepatitis. 1981 Internat. Symposium. Franklin, Philadelphia, p 649

Weller JVD, Carreno V, Howler MJF, Mongardino J, Makinen D, Thomas HC, Sherlock S (1982b) Acyclovir inhibits hepatitis V virus replication in man. Lancet I:273

Diskussion

(Moderator: D. Müting)

Dölle: Zum Vortrag von Herrn Vido: Sie haben nichts über etwa vorhandene histologische Kontrollen Ihrer Fälle gesagt. Liegen die vor?

Vido: Sie liegen vor. Sie wurden alle von Professor Korb gemacht. Es gab keine Zeichen einer Aggressivität, nur eine Restfibrose, aber die meisten Patienten hatten eine portale Hepatitis im Sinne einer chronisch-persistierenden Hepatitis.

Dölle: Inwiefern unterscheidet sich dieser Befund von dem vor der Behandlung? Wie war der letzte Befund histologisch – bevor Sie diesen Auslaßversuch als indirekte Immunstimulation gemacht haben?

Vido: Es war das typische Bild einer chronisch aggressiven Hepatitis: ein deutlich hochaktiver Prozeß entzündlicher Infiltration in den Portalfeldern und den Periportalfeldern mit einer unscharfen Grenze und Ausläufern in die Peripherie. Zwischen dem 4. und 6. Monat veränderte sich das Bild im Sinne einer nichtaggressiven persistierenden Hepatitis.

Dölle: Sie haben also mittlere bis schwer aktive Patienten über mindestens 2 Jahre in der von Ihnen angegebenen Dosierung mit einer kombinierten Therapie behandelt. Ich nehme an, daß zumindest bei einem Teil dieser Patienten während dieser 2 Jahre auch histologisch eine Besserung bei dieser kombinierten immunsuppressiven Therapie aufgetreten ist, und mich interessiert nun, ob und wie groß der Effekt der zusätzlichen Besserung der Histologie nach der indirekten Immunstimulation im Vergleich zum letzten histologischen Befund wenige Monate vor diesem Verfahren war.

Vido: Vor dem Absetzen ist in den 2 Jahren mit Sicherheit eine Besserung eingetreten. Aber noch vor dem Absetzen waren sowohl klinisch-chemische wie auch histologische Zeichen der Aggressivität da. Sie verschwanden zwischen dem 4. und 6. Monat nach dem Absetzen.

Maier: Waren das blind untersuchte Histologien, und wie lange haben Sie, nachdem Sie mit der Kombinationstherapie aufgehört haben, antiviral behandelt?

Vido: Die histologischen Befunde waren nicht blind. Professor Korb hat alle unsere Daten bekommen. Zur zweiten Frage: Wir haben von diesen 24 Patienten nur 3 Patienten antiviral therapiert. Es waren also alles immunsuppressiv therapierte Patienten, nur bei den drei Non-Respondern haben wir nochmals für 2 Monate eine immunsuppressive Therapie eingeleitet und dann abgesetzt.

Die immunsuppressive Therapie der
chronisch-aktiven Hepatitis (Hrsg. W. Dölle)
© Springer-Verlag Berlin Heidelberg 1984

MÜLLER: Nach 2–3 Monaten mußte abgebrochen werden, weil die Patienten schwerste distal betonte Polyneuropathien entwickelt hatten. Eine ARA-AMP-Therapie über 4–6 Wochen wurde nicht vertragen.

MAIER: Dies ist deswegen ein ganz interessanter Befund, weil in Chicago in einem Abstract über nur 6 Patienten in nur kurzer Zeit eine Serokonversion nach dem gleichen Schema ebenfalls bestätigt wurde.

VIDO: Es ist jetzt auch eine Arbeit aus Kalifornien erschienen mit 6 Patienten, bei denen es nicht zur Serokonversion kam. Bei diesen 6 Patienten, die an einer chronisch-persistierenden Hepatitis litten, war HBsAg positiv, HBeAg positiv und die DNS-Polymerase negativ. Diese Patienten bekamen 2 Wochen 60 mg Prednisolon ohne Azathioprin, weitere 2 Wochen 40 mg und weitere 2 Wochen 20 mg, also insgesamt 6 Wochen nur Prednisolon. Es kam zu keiner Serokonversion.

BERG: Eine Frage an beide Referenten: Wie arbeiten Sie die möglichen Effekte teleologisch in dieses Konzept ein? Mit anderen Worten: Wie stellen Sie sich die Hepatitis vor? Wie ist die Läsion, welche Reaktionen, die zur Entzündung führen, spielen eine Rolle? Wie werden sie kontrolliert? Warum machen Sie die Therapie? Wo greift sie ein?

MÜLLER: Die chronische HBV-Infektion ist ätiologisch sicher als ursächlich anzusehen. Wie und ob das Virus pathogenetisch, d. h. direkt hepatozytotoxisch oder indirekt hepatozytotoxisch über einen Immunmechanismus wirkt, ist unbekannt. Ich persönlich bin überzeugt, daß das Immunsystem hier eine entscheidende Rolle spielt. Für unseren Einsatz einer antiviralen Therapie war die Beobachtung ausschlaggebend, daß es Verläufe gibt, bei denen eine chronische Hepatitis spontan ausheilt. Wir haben einen solchen Fall 1972 in Digestion veröffentlicht. Nach jahrelanger aktiver HBV-Infektion eliminierte der Patient HBsAg und heilte die Erkrankung aus. Das war der Ansatzpunkt der Therapie. 1980 wurde dann erkannt, daß HBV-DNS-Sequenzen in das Genom von Hepatozyten integriert sind, damit wurde die hypothetische Grundlage für die antivirale Therapie wieder in Frage gestellt. Trotz Integration kann es jedoch zu Spontanelimination aller HBV-Merkmale aus dem Serum kommen. Das Versagen der antiviralen Behandlung wird heute gern der Integration von HBV-DNS-Sequenzen in das Wirtsgenom zugeschrieben. Es gibt jedoch zu wenige Fälle, um festzustellen, ob Patienten, die von HBeAg nach Anti-HBe serokonvertieren und sich danach in der Regel klinisch deutlich bessern, statistisch häufiger unter den behandelten Kollektiven oder spontan vorkommen. Persönlich bin ich der Meinung, daß die Serokonversionsraten unter antiviraler Therapie höher liegen dürften als die spontan beobachteten.

DÖLLE: Sie haben am Schluß diese 3 Therapieformen untereinandergeschrieben: Die indirekte Immunstimulation, die (experimentelle) antivirale Therapie, auf die wir nicht eingehen wollen, und die kombinierte, sog. immunsuppressive Therapie, über die wir ja hauptsächlich gesprochen haben. Ich möchte gerne wissen, wie lange Ihrer Ansicht nach immunsuppressiv behandelt werden muß, damit die indirekte Immunstimulation funktioniert.

MÜLLER: Wir haben bei einer kleinen Zahl von Patienten – Herr Vido hat das eben angedeutet – zwei Monate lang eine bewußt hochdosierte Immunsuppression durchgeführt und diese dann abrupt abgesetzt. Man kann darüber diskutieren, ob man hätte länger immunsuppressiv behandeln sollen. Die anderen Patienten standen alle sehr viel länger unter Immunsuppression. Wenn man eine Immunsuppression abrupt absetzt, dann sollte dies nur bei Patienten geschehen, bei denen die Reservekapazität der Leber noch so weit erhalten ist, daß sie an diesem therapeutischen Versuch keinen Schaden nehmen. Deswegen kommen für das abrupte Absetzen eigentlich nur belastbare, meist jüngere Patienten in Frage, bei denen die Erkrankung noch nicht allzu weit fortgeschritten ist.

VIDO: Wir haben nur Patienten im sog. Frühstadium der chronisch-aktiven Hepatitis genommen, also mit einer relativ geringen Fibrose ohne fibrotischen Umbau. Funktionell hatte kein Patient eine Hyperbilirubinämie, bei allen Patienten war die Aktivität der Cholinesterase normal, Quick-Test und PTT waren normal. Spätstadien und Leberzirrhosen sind für das abrupte Absetzen mehr oder weniger kontraindiziert, denn wir dürfen einen schweren akuten ikterischen Schub eines Spätstadiums oder einer Leberzirrhose nicht riskieren. Wir haben es nach 2 Monaten immunsuppressiver Therapie versucht, es kam zum akuten Schub, aber bei keinem Patienten zur Serokonversion.

DÖLLE: Würden Sie für eine stationäre Durchführung plädieren?

VIDO: Die ersten Patienten waren stationär, alle anderen waren ambulant. Sie hatten keine anderen Symptome als die einer leichten akuten Hepatitis. Es geht also auch ambulant.

Klinik und Therapie der primär biliären, destruierenden, nichteitrigen Cholangitis – neues Pathogenese- und Therapiekonzept

E. KUNTZ

Eine „Leberzirrhose mit Cholestase" wurde erstmals von Addison u. Gull 1851 beschrieben. Hanot bezeichnete dieses Krankheitsbild 1876 als „hypertrophische Leberzirrhose". Thannhauser u. Magendantz erkannten 1938 die Kombination von biliärer Zirrhose und Xanthomen als Krankheitseinheit. MacMahon und Thannhauser führten für dieses klinische Syndrom 1949 den Begriff „xanthomatous biliary cirrhosis" ein. Die heutige Bezeichnung „primary biliary cirrhosis" (PBC) wurde 1950 von Ahrens et al. geprägt. Histopathologische Untersuchungen der Arbeitsgruppe um Popper (1965) ergaben eine sequenzartige Morphogenese, so daß sie die zutreffende Bezeichnung „chronische nichteitrige destruierende Cholangitis" (CDNC) vorschlugen.

Morphologie

Die Morphologie der Gewebeveränderungen läßt sich histologisch in 4 fließend ineinander übergehende Stadien einteilen:

Die erstmals von Scheuer (1967) vorgeschlagene Stadieneinteilung trennt folgende Veränderungen ab:

Stadium I: Im Stadium der floriden, cholangitisähnlichen Ductulusläsion finden sich in den Portalfeldern unterschiedlich stark ausgeprägte entzündliche Infiltrationen von vorwiegend lymphozytär-plasmazellulärer Form mit auch vereinzelt eingelagerten polymorphkernigen Leukozyten, wobei letztere häufiger als eosinophile Granulozyten auftreten. Als weitgehend charakteristisch gelten Läsionen an den kleinen und kleinsten Gallengängen mit Schwellung, Hyperplasie und Nekrose einzelner Ductuluszellen sowie periduktuläre Lymphozytenaggregate und epitheloidzellige Granulome aus Makrophagen. Diese floriden Gangläsionen mit follikulären Elementen und fortschreitender Destruktion der Wandepithelien der Gallengänge sind zunächst nur fokal ausgeprägt, das Leberparenchym ist kaum betroffen. Eine Cholestase ist nicht nachweisbar.

Stadium II: Im Stadium der Ductulusproliferation kommt es zu einer Rückbildung der periduktulären Läsionen mit jedoch zunehmender Proliferation der Cholangiolen und zahlenmäßiger Reduzierung der portalen Gallengänge. Gleichzeitig ist eine Zunahme der Infiltration mit Histiozyten und Leukozyten bei Faservermehrung der sich verbreiternden Glisson-Felder festzustellen. Die entzündlichen Infiltrationen und die destruierenden duktulären Wucherungen greifen auch auf die Läppchengrenze über und lassen das Bild von Mottenfraßnekrosen wie bei der chronisch-aggressiven Hepatitis entstehen.

Die immunsuppressive Therapie der
chronisch-aktiven Hepatitis (Hrsg. W. Dölle)
© Springer-Verlag Berlin Heidelberg 1984

Stadium III: Im Stadium der septalen Nekrose (präzirrhotisches Stadium) schreitet die periportale Vernarbung weiter fort, wobei die entzündlichen Infiltrationen und die Gallengangproliferationen immer mehr in den Hintergrund treten. Allmählich wird die läppchenzentrale Cholestase mehr und mehr nachweisbar, zumal normal ausgebildete Gallengänge kaum noch erkennbar sind.

Stadium IV: Als Endzustand findet sich eine fortschreitende narbige Septierung und Regeneratbildung im Sinne einer unregelmäßigen, kaum entzündlich-aktiven, kompletten Zirrhose mit ausgeprägter Cholestase.

In Anlehnung an diese Stadieneinteilung haben Popper u. Schaffner (1970) folgende histologische Systematik vorgeschlagen:

Stadium   I: cholangitisches Stadium,
Stadium II: Stadium der duktulären Proliferation,
Stadium III: präzirrhotisches Stadium,
Stadium IV: zirrhotisches Stadium.

Eine modifizierte Stadiumeinteilung der CDNC/PBC wurde von Ludwig et al. (1978) zur Diskussion gestellt:

Stadium   I: portale Hepatitis,
Stadium II: periportale Hepatitis,
Stadium III: septale Nekrose/Fibrose,
Stadium IV: Zirrhose.

Allen Stadieneinteilungen liegt die Erkenntnis eines fließenden Überganges innerhalb der Stadien zugrunde. Hierdurch, wie auch durch die oft nur herdförmige Anordnung der histomorphologischen Veränderungen, ist die Frühdiagnose auch für den sehr erfahrenen Pathologen sehr schwierig, wenn nicht sogar unmöglich. Es ist daher nicht überraschend, wenn auch in unserem eigenen Krankengut oftmals Fehlinterpretationen vorkommen, wie chronisch-persistierende Hepatitis, chronisch-aggressive Hepatitis, chronische Fettleberhepatitis, unspezifisch-reaktive Begleithepatitis, cholestatische Hepatitis, medikamentinduzierte cholestatische Hepatitis u. a.
Die *Laparoskopie* bietet ebenfalls zunächst ein vieldeutiges Bild, das insbesondere in den Frühstadien als unspezifisch-reaktive Hepatitis bzw. als leichtgradige Fettleber mit gelbroter, glatter Leberoberfläche gedeutet wird. Allmählich prägen sich die Zeichen einer arteriellen Vaskularisation, einer verstärkten Lymphgefäßentwicklung und einer fleckigen Rötung als Zeichen der zunehmenden Mesenchymaktivierung aus. Im weiteren Krankheitsverlauf wird die Oberfläche feingranuliert mit auffälliger Betonung der fleckigen Rötung und der hexagonalen Läppchenstruktur. Zunehmend prägt sich eine feine graugrüne Sprenkelung der Oberflächenfarbtönung aus mit nun auch weiterer Entwicklung zur flachwelligen, kleinhöckerigen Zirrhose.
Die *elektronenmikroskopischen Befunde* der CDNC sind von großer Wichtigkeit (Riemann et al. 1981; Schwalbach 1979): Übereinstimmend fanden sich zunächst fokal angeordnete Destruktionen (Verplumpung, Verkürzung) der auch zahlenmäßig verminderten Mikrovilli. Eine Verbreiterung des peribiliären, kanalikulären Ektoplasmas wird auf eine Zunahme filamentöser Strukturen zurückgeführt. Schließlich ist das betroffene Gallenkanälchen völlig obliteriert. Die langstreckigen Verdichtungen der Interzellularspalten wiesen fingerartig auf das verlötete Lumen hin. Somit

scheint die primäre morphologische Schädigung, die zum Krankheitsbild der CDNC führt, an den Canaliculi anzusetzen.

Normalerweise wird das Lumen der Gallenkapillaren durch ein Netzwerk aktinartiger Filamente umgeben, die auch in die Mikrovilli einstrahlen. Möglicherweise wird das Lumen der Gallenkanälchen und somit auch der Gallefluß durch dieses Netzwerk gesteuert. Eine Dysfunktion oder eine Schädigung dieses Regulationssystems könnte die Ursache einer intrahepatischen Cholestase sein.

Interessant ist die Beobachtung von Phillips et al. (1975), daß das Pilzalkaloid Cytochalasin B dieses aktinartige, filamentäre Regulationssystem schädigt mit nachfolgender Verminderung des Galleflusses und Ausprägung einer intrahepatischen Cholestase.

Immunologie

Bei Kranken mit PBC konnten erstmals Gajdusek (1957) und Mackay (1958) mittels Komplementbindungsreaktion verschiedene, im Serum zirkulierende Antikörper feststellen. Mittels Immunfluoreszenztechnik konnten von Walker et al. (1965), Doniach et al. (1966) und Berg et al. (1969) Antikörper gegen mitochondrienhaltige Gewebe (AMA) nachgewiesen werden. Berg et al. gelang 1969 der Nachweis, daß diese AMA gegen ein Antigen der inneren mitochondrialen Membran gerichtet sind. Dabei konnte ein für die primär biliäre Zirrhose spezifischer Subtyp M_2 als ATPase-assoziiertes, trypsinsensitives Antigen abgetrennt werden. Es handelt sich wahrscheinlich um ein Lipoprotein, das als Membrantransportprotein dient.

An weiteren humoralen immunologischen Befunden konnten bei Kranken mit CDNC/PBC eine isolierte Erhöhung von IgM festgestellt und der Nachweis von zirkulierenden Immunkomplexen (monomeres IgM) und von Anti-Aktin-Antikörpern vom IgG- und IgM-Typ erbracht werden. Auch finden sich häufiger Antikörper gegen Zellkerne (ANA), gegen glatte Muskulatur (SMA) und gelegentlich auch gegen Gallengänge. Anti-LPS-Antikörper konnten in den Stadien I und II nicht festgestellt werden, dagegen in den Stadien III und IV in bis zu 70 % der Fälle. Auch scheint der Nachweis von Antikörpern gegen ein zytoplasmatisches Antigen mit einer auch schlechteren Prognose einherzugehen. Aufgrund dieser vielfältigen humoralimmunologischen Befunde, denen sich auch noch zellvermittelte Immunreaktionen zuordnen lassen (insbesondere eine Verminderung der Stimulierbarkeit der T-Lymphozyten gegenüber Mitogenen und Antigenen), erschien eine pathogenetische Erklärung der PBC als Immunkomplexkrankheit als durchaus gegeben.

Bei einem Nachweis von AMA sollte unbedingt die Klassifikation der heterogenen mitochondrialen Antikörper angestrebt werden (Berg, Baum, 1975). Dabei lassen sich bisher die in der Tabelle 1 angegebenen Gruppen unterscheiden.

Auch innerhalb der CDNC/PBC-spezifischen AMA vom M_2-Typ scheint nach den Untersuchungen von Berg (1982) eine serologische Klassifizierung in 3 Gruppen (Tabelle 2) möglich.

Bei jedem Erkrankungsfall mit bislang differentialdiagnostisch nicht einzuordnender Cholestase ist die Bestimmung der AMA unerläßlich. Bei einem Nachweis von AMA, insbesondere bei gleichzeitig erhöhter IgM-Fraktion, sollte die Bestimmung

Tabelle 1. Klassifikation der heterogenen mitochondrialen Antikörper

M_1	Cardiolipin	Syphilis II
M_2	Trypsinsensitives Antigen der inneren Mitochondrienmembran, ATPase-assoziiert	CDNC/PBC
M_3	Trypsininsensitives Antigen der äußeren Mitochondrienmembran	Pseudolupussyndrom
M_4	Trypsininsensitives, digitonininsensitives Antigen der äußeren Mitochondrienmembran	Cholestatische CAH, kryptogene Zirrhose (Mischform)
M_5	Trypsininsensitives, digitoninsensitives Antigen der äußeren Mitochondrienmembran	Kollagenkrankheiten
M_6	?	Medikamentinduzierte Hepatitis vom Iproniazidtyp

Tabelle 2. Serologische Klassifizierung der CDNC/PBC-spezifischen AMA vom M_2-Typ. (Nach Berg 1982)

M_2-I	CDNC/PBC	Trypsinsensitiv, ATPase-assoziiert	Lösliches Antigen $\varnothing$	Äußere Mitochondrienmembran $\varnothing$
M_2-II	Mischform	Trypsininsensitiv, ATPase-assoziiert	Lösliches Antigen $\varnothing$	Äußere Mitochondrienmembran $+$
M_2-III	Mischform	Trypsinsensitiv, ATPase-assoziiert	Lösliches Antigen $+$	Äußere Mitochondrienmembran $\varnothing$

des CDNC/PBC-spezifischen Subtyps M_2 erfolgen. Die Frühdiagnose ist in 90 % (bis zu 98 %) der Fälle einer CDNC mittels immunologischer Methoden möglich – zu einem Zeitpunkt, in dem die Leberhistologie noch keine diagnostische Abgrenzung erlaubt.

Die CDNC/PBC weist somit eine Vielfalt „immunologischer Reaktionen" auf, die einerseits den Eindruck der Willkürlichkeit hervorrufen, andererseits aber auch anscheinend eine Abhängigkeit vom Krankheitsstadium aufweisen und darüber hinaus auch eine gewisse Beziehung zur Prognose erkennen lassen.

In diagnostischer Hinsicht spielen nur die Immunglobulin-M-Fraktion und die AMA mit M_2-Typ – vielleicht auch die Anti-Aktin-Antikörper vom IgG- und IgM-Typ – eine entscheidende Rolle.

Ist diese Vielfalt wirklich willkürlich? Ist sie wirklich nur ein Begleitphänomen? Ist sie vielleicht doch Ausdruck einer auch vielfältigen und möglicherweise sogar individuell variablen Ätiologie? Ist sie vielleicht sogar die (Mit-)Ursache der so unterschiedlichen klinischen Krankheitsverläufe?

Vielleicht sehen und interpretieren wir auch die Art, Lokalisation, Ausdehnung und korpuskuläre Form der „Entzündung" noch zu lückenhaft oder in einer zu herkömmlichen Weise.

Häufigkeit

Bei der Erstbeschreibung der PBC von Ahrens et al. (1950) sind von dieser Arbeitsgruppe 109 Fälle (92: 1851–1950; 17: 1944–1955) mitgeteilt worden. Seitdem wurden
in der mir vorliegenden, sicherlich nicht vollständigen Literatur über weitere 1000
Fälle von PBC berichtet.

Bei der Beurteilung der Häufigkeit sind jedoch folgende kritische Anmerkungen
angebracht: Sicherlich wurden in den früheren Jahren weitgehend nur Endstadien der
PBC (Zirrhose) erfaßt, da mit den damaligen diagnostischen Möglichkeiten die Frühstadien nicht nachweisbar waren. Darüber hinaus war dieses Krankheitsbild erkennt-
nismäßig auch nicht allgemein bekannt. Mit zunehmender Kenntnis und verbesserter
Diagnostik wurde in den letzten Jahren dieses Krankheitsbild immer häufiger diagnostiziert, auch unter zunehmender Miterfassung der Frühformen. Es wurden Publikationen vorgelegt mit bis zu 280 gesicherten Erkrankungsfällen. Die heutige immunologische Diagnostik zeigte jedoch, daß sich – bei gleichartiger Klinik, Laborchemie
und Histologie – doch etwa 6 heterogene mitochondriale Antikörper differenzieren
ließen mit jeweils eigener Ätiopathogenese und daß wir vorab nur den Subtyp M_2 für
die CDNC/PBC als spezifisch ansehen können.

Bei alleiniger Berücksichtigung des klinisch eindrucksvollen Endstadiums der primär biliären Zirrhose – und insbesondere der xanthomatösen Verlaufsform – gilt die
PBC auch heute noch als relativ selten.

Eine anscheinend stetige Zunahme dieses Krankheitsbildes, wie den Publikationen
zu entnehmen war, kann auf die zunehmende Miterfassung der Frühformen der
CDNC zurückgeführt werden. Es zeigte sich jedoch, daß sich der Begriff der CDNC/
PBC immer mehr als Sammeltopf erwies, aus dem nun die AMA-positiven Fälle vom
Subtyp M_2 als (vorab) einheitliche Gruppe im Sinne der CDNC/PBC herausgenom-
men werden sollten.

Es darf vermutet werden, daß sich einerseits bei Anwendung einheitlicher Abgren-
zungskriterien die Häufigkeitsangaben wieder relativieren werden und daß andererseits aber auch unterschiedliche Schrifttumsangaben hinsichtlich des klinischen Verlaufs der CDNC/PBC mit oder auch ohne Behandlung neu überdacht werden müssen!

Eigene Ergebnisse

Klinik

In den vergangenen 15 Jahren (1967–1983) konnte ich bei 112 Patienten mit CDNC/
PBC diese Erstdiagnose stellen (Tabelle 3). Über die Zusammensetzung dieser Fälle,
ihre weitere diagnostische Differenzierung und den klinischen Verlauf unter einer
einheitlichen Therapie soll nachfolgend berichtet werden. Dabei handelt es sich um
einen vorläufigen Bericht, da die gleichen therapeutischen Richtlinien für weitere
Jahre (soweit vertretbar) beibehalten werden sollen.

Von diesen 112 Kranken mußten aufgrund sorgfältiger Nachuntersuchungen
insgsamt 20 (18 %) als Fehldiagnosen ausgeschlossen werden, obwohl sie zunächst als

Tabelle 3. Aufschlüsselung von 112 Kranken mit CDND/PBC (103 Frauen, 9 Männer) nach Fehldiagnosen (18%), Stadien III, IV (20%), unsicherer AMA-Positivität (12%) und Therapieaussteigern (15%)

	n	Fehl-diagnosen	PBC (III, IV)	Unsichere AMA-Positivität	„Aus-steiger"	Rest
1967–1968 ⎱ 1968–1972 ⎰	40	9	7	3	6	15
1973–1980	51	10	14	9	8	10
1981–1983	21	1	3	2	3	12
Gesamt	112	20 (18%)	24 (20%)	14 (12%)	17 (15%)	37 (33%)

PBC einzustufen waren (Cholangitis sclerosans, cholestatische chemisch-toxische Hepatose, sekundäre Cholangitis, Ductus-hepaticus-Karzinom, Mirizzi-Syndrom, cholestatische Hepatitis).

Weiterhin erwiesen sich – bei wiederholten Kontrollen über längere Zeit – 14 (12%) als AMA-schwankend-positiv und stets M_2-Subtyp-negativ bzw. es kam bei ihnen nach Ausschaltung toxischer Umweltnoxen (chronische Tetrachlorkohlenstoffinhalation, Narkotikaabusus, Klebstoffabusus u. a.) sowie nach langzeitigem Fernhalten jeglicher Medikamente zu einer AMA-Negativität.

Somit blieben aus einem 15jährigen Beobachtungszeitraum von 112 Kranken nur 78 gesicherte, erstdiagnostizierte Fälle (Klinik, Laborchemie, Histologie, AMA-M_2-positiv) einer CDNC/PBC (Stadium I–IV) übrig.

Aufgrund des ausgeprägten Beschwerdebildes mit oftmals unerträglichen Leidensphasen für den Kranken im Stadium IV (PBC) stehen uns in dieser Endphase nur noch symptomatische Behandlungsmaßnahmen zur Verfügung. Jedwede erfolgversprechende Therapie ist nun nicht mehr möglich.

Aber auch das Stadium III bzw. III–IV ist bereits als präzirrhotisches bzw. septalfibrotisches Stadium so weit irreversibel fortgeschritten, daß auch für diese Fälle erfolgversprechende Therapieansätze vorab nicht zu sehen sind.

Es stellte sich daher ganz folgerichtig die Frage, ob es möglich ist, diesen deletären Krankheitsverlauf bei gesicherten Fällen von CDNC abbremsen oder sogar verhindern zu können, wenn eine konsequente Behandlung des Frühstadiums (Stadium I und II) erfolgen würde. Von den verbliebenen 78 gesicherten Fällen erwiesen sich 24 (20%) als den Stadien III, III–IV und IV zugehörig, während 54 Patienten dem Stadium I (I–II) und II (II–III) zugeordnet werden konnten.

Über die ersten (vorläufigen) Behandlungsergebnisse bei diesen 54 Patienten mit CDNC (Stadium I und II) über einen Beobachtungszeitraum von 4–15 Jahren soll nachfolgend berichtet werden.

Geschlecht: Seit den Erstbeschreibungen der CDNC/PBC wird auf die fast ausschließliche Bevorzugung des weiblichen Geschlechts hingewiesen. In allen diesbezüglichen Mitteilungen liegt die prozentuale Erkrankungshäufigkeit der Frauen bei über 90%.

Die von uns im Zeitraum von 1967–1983 überprüften 112 Kranken wiesen anfänglich ein Verhältnis von 103 Frauen zu 9 Männern auf. Beachtenswert erscheint nun die Feststellung im eigenen Krankengut, daß letztlich alle exakt gesicherten 78 Fälle einer CDNC/PBC dem weiblichen Geschlecht angehörten, d. h. sämtliche ehemals als PBC diagnostizierten Männer erwiesen sich als „Fehldiagnose"!

Aufgrund dieser Feststellung sind wir in der Folgezeit stets mit besonders kritischer Einstellung in die Differentialdiagnose einer CDNC/PBC bei einem Mann eingetreten und mußten bisher in allen späteren Fällen diese Diagnose bei einem männlichen Patienten ablehnen! Mit dieser Beobachtung sollte lediglich vorerst darauf hingewiesen werden, bei einem männlichen Patienten mit Verdacht auf CDNC/PBC die diagnostische Abklärung besonders kritisch durchzuführen.

Lebensalter: Als bevorzugtes Erkrankungsalter wird übereinstimmend das 30.–60. Lebensjahr angegeben. Die Verteilung der eigenen 54 Fälle (I und II) auf die entsprechenden Altersgruppen bestätigt ebenfalls diese Angaben und zeigt den Gipfel des Erkrankungsalters zwischen dem 45.–50. Lebensjahr (Abb. 1).

Klinik: Von den 54 Patienten mit CDNC (I und II) erwiesen sich 33 als völlig asymptomatisch und 21 als symptomatisch. Die Symptomatologie bestand lediglich in Juckreiz (21mal) und Müdigkeit/Abgeschlagenheit (3mal). Besonders häufig tritt der Juckreiz in der Wärme, v. a. auch bei Bettruhe, auf (Abb. 1).

Morphologie: Von den 54 Patientinnen mit CDNC erwiesen sich 23 dem Stadium I (I–II) und 31 dem Stadium II (II–III) zugehörig. In der Langzeittherapiegruppe konnten 14 Patienten des Stadiums I und 23 Patienten des Stadiums II über 4–15 Jahre unter einheitlichen Behandlungsmaßnahmen nachuntersucht werden (Abb. 1).

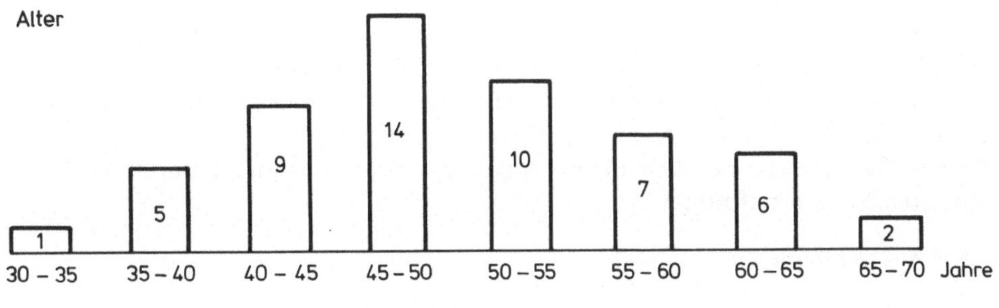

Abb. 1. Verteilung der 54 Patientinnen mit Stadium I und II nach Lebensalter und subjektivem Beschwerdebild

Cholestase: Die Erhöhung der cholestaseanzeigenden Enzyme (AP, LAP, γ-GT) steht weit im Vordergrund der biochemischen Befunde, gleich, ob es sich um symptomatische oder um asymptomatische Verlaufsformen handelt. Alle 54 Patienten des Stadiums I und II waren aufgrund festgestellter Erhöhungen der γ-GT und/oder der AP in die weiterführende Diagnostik einbezogen worden. Soweit wir alle Fälle zurückverfolgen konnten, stets war die Erhöhung der γ-GT und AP der Erstbefund, der dann – allerdings oft auch erst nach mehreren Jahren (!) – zur wirklichen Diagnose einer CDNC führte. Alle 54 Patientinnen waren bislang noch nicht hinsichtlich ihrer Erkrankung gesichert. Ein frühzeitiger Mitanstieg auch der GLDH, wie von Müting mitgeteilt (Müting et al. 1982), können wir ebenfalls bei den 54 Fällen des Stadiums I und II bestätigen, doch fanden wir keine Kranken mit normaler AP und dennoch erhöhter GLDH. Wir fanden bei den Patientinnen folgende Werte:

$$AP \quad \uparrow: 622 \pm 104 \text{ U/l}$$
$$LAP \uparrow: 102 \pm \ \ 31 \text{ U/l}$$
$$\gamma\text{-GT} \uparrow: 381 \pm \ \ 67 \text{ U/l}$$

Immunglobulin M: Ein deutlicher Anstieg des IgM gilt ebenfalls als sehr frühzeitiges und regelmäßiges biochemisches Kriterium einer CDNC. Alle 54 Patientinnen der Stadien I und II wiesen einen Anstieg des IgM auf. Möglicherweise ist es Ausdruck einer mesenchymalen Auseinandersetzung mit einem ursächlichen Agens. Wir fanden folgenden Wert:

$$IgM \uparrow: \ 4,05 \pm 9 \text{ g/l}$$

Antikörper: Von den 54 Patientinnen der Stadien I und II waren immerhin 11 Fälle zunächst AMA-negativ (wobei wir methodische Ursachen der „Negativität" nicht ausschließen können). Immerhin konnte dann doch bei allen diesen Fällen in der Folgezeit die AMA-Positivität reproduzierbar gesichert werden.

Die Zuordnung zum Typ M_2 wurde im Verlauf der jahrelangen Nachuntersuchung (mit Einführung dieser Methode) in allen 54 Fällen erbracht.

Gleichzeitig konnten bei 12 Kranken SMA und bei 6 Kranken ANA festgestellt werden, wobei die anfänglich AMA-negativen Fälle auch keine SMA und keine ANA aufwiesen. Sie waren hinsichtlich dieser 3 Antikörper negativ, während nur AMA-M_2 im späteren Verlauf auftraten:

$$AMA \ +: 43 \ (80\%) \rightarrow 54 \ (100\%)$$
$$M_2 \quad +: \qquad \rightarrow 54 \ (100\%)$$
$$SMA \ +: 12 \ (22\%)$$
$$ANA \ +: \ \ 6 \ (11\%)$$
$$SMA/ANA \ +: 4 \ (7\%)$$

Leberzellenzyme: Die bereits erwähnte GLDH war bei 47 Patientinnen erhöht, wobei auch die 7 Fälle (allesamt dem Stadium I zugehörig) mit anfänglichen Normalwerten bei nachfolgenden Kontrollen in den pathologischen Bereich eintraten.

Die GPT war nur bei 6 Patientinnen mit dem Stadium I und bei 18 Patientinnen des Stadiums II erhöht, insgesamt nur bei 24 Fällen (44%). Die GOT fand sich noch seltener in den Stadien I und II erhöht. Wir fanden folgende Werte:

GLDH↑ [47 (87%)] : 7,8 ± 1,5 → 54 (100%)
         I: 16 erhöht   II: 31 erhöht
              7 normal

GPT   ↑ [24 (44%)] : 41 ± 11
         I: 6 erhöht   II: 18 erhöht

GOT   ↑ [13 (24%)] : 30 ± 8
         I: 2 erhöht   II: 11 erhöht

Ikterus: Eine Erhöhung des Bilirubins wurde in den Stadien I und II nicht beobachtet (auch nicht bei jahrelangen Kontrolluntersuchungen).

Demgegenüber wiesen unsere 24 Fälle des Stadiums III und IV in nunmehr 17 Fällen (71%) einen Ikterus auf. Dieses Resultat weist darauf hin, daß das Auftreten eines Ikterus mit den Stadien III und IV korreliert bzw. auf komplikative Entwicklungen hinweist. Dementsprechend sind natürlich auch Therapiestudien mit erheblichen Interpretationsfehlern verbunden, wenn ikterische Spätstadien und anikterische Frühstadien in einer gemeinsamen Gruppe erfaßt sind. Wir haben niemals eine Bilirubinerhöhung im Stadium I und II gesehen – das Stadium III scheint die diesbezügliche Grenze zu bilden (wobei auch hier nochmals auf den fließenden Übergang der einzelnen Stadien mit der doch etwas variablen Grenzziehung hingewiesen sei).

Harnstoffsynthese: Die Untersuchungen von Müting (Müting et al. 1982) zeigten eine frühzeitige Reduzierung der Harnstoffsynthese in der Leber, gemessen an der Abnahme des Serumharnstoff-N und der Verminderung der Harnstoff-N-Ausscheidung im 24-h-Sammelurin unter Standarddiät. Dementsprechend fand sich häufig auch ein Anstieg des Plasmaammoniaks. Bei allerdings nur unregelmäßigen Bestimmungen des Ammoniaks konnten wir ebenfalls in einigen Fällen erhöhte Werte feststellen.

Eine Verminderung der *Cholinesterase* wurde bei unseren 54 Patientinnen der Stadien I und II nicht beobachtet; auch die *Elektrophorese* lag – mit gelegentlichen Schwankungen – im Normbereich; der *Quick-Wert* war stets normal; die Konstellation *Eisen/Kupfer* lag im Normbereich; die Hepatitis-B-Serologie war stets unauffällig.

Mykosen: Auf der Suche nach bakteriellen, parasitären oder toxischen Faktoren, vielleicht als Starter der CDNC, haben wir regelmäßige Stuhluntersuchungen auf Mykosen durchführen lassen und – aufgrund der überraschenden Ergebnisse – auch konsequent weitergeführt. Dabei fanden wir bei allen 54 Patientinnen der Stadien I und II folgende Pilznachweise ($> 10^6$):

Candida-albicans-Arten (C): 30
Geotrichumarten   (G): 19
Penicilliumarten   (P):   5

Kombination von C + G: 5

Auch bei späteren Kontrollen war immer wieder – mit gelegentlichen Negativbefunden (ggf. infolge antimykotischer Maßnahmen) – der Pilznachweis im Stuhl zu erbringen, gelegentlich auch ein Wechsel der Pilzart.

Bei unseren häufigen Stuhluntersuchungen auf Mykosen bei anderen Erkrankungen konnten wir bei weitem nicht einen so häufigen Pilznachweis erbringen wie bei Kranken mit Leberzirrhose und schon gar nicht in solcher Regelmäßigkeit wie bei Patienten mit CDNC.

Die These, daß eine Pilzbesiedlung erst ab 10^6 von Bedeutung sei, ist sehr strittig: Zum einen ist diese einmalige Zählung von verschiedenen Zufällen abhängig, zum anderen können sich Hefen unter günstigen Bedingungen innerhalb von 24 h von 10^2 auf 10^8 vermehren, so daß diese einmalige Zählung nur eine Momentaufnahme darstellt – mehr nicht.

Über die Bevorzugung von Frauen gegenüber Männern hinsichtlich einer intestinalen Pilzbesiedlung ist anscheinend nichts bekannt, auch nicht hinsichtlich einer bevorzugten Besiedlung infolge hormoneller Schwankungen in bestimmten Lebensabschnitten. Wir halten jedoch hormonelle Faktoren als sehr bedeutsam für das Auftreten einer intestinalen Pilzbesiedlung, jedenfalls konnten bei allen unseren Patientinnen mit CDNC Mykosen im Stuhl nachgewiesen werden.

Mykotoxine, so auch das Mykotoxin Cytochalasin B aus Schimmelpilzen, können durch die Darmwand über die V. portae die Leber erreichen. Auch in Candidaarten konnten Toxine nachgewiesen werden.

Pathogenese

Bei den immer wieder neu angestellten Diskussionen über die Pathogenese der CDNC/PBC muß man von folgenden Beobachtungen ausgehen:

1. Es sind praktisch nur Frauen betroffen, in unserem Krankengut waren nur Frauen (keine Männer) erkrankt!
2. Frauen mit CDNC/PBC wiesen eine erhöhte Abortquote auf (Baur et al. 1982; hier weitere Zitate).
3. Östrogenzufuhr führt im Tierversuch zu kanalikulären Schädigungen (Schwalbach 1979).
4. Östrogenzufuhr verursacht im Tierversuch ein Absinken des kanalikulären Gallenflusses, eine Verminderung der Gallensäurenausscheidung und eine vermehrte Rückdiffusion von gallepflichtigen Substanzen in das Blut (zit. bei Baur ct al. 1982).

Auf diese Hyperöstrogenämie mit ihren Auswirkungen auf das kanalikuläre System und den Gallensäurenstoffwechsel stützt sich die *„Hormontheorie"* (Ahlquist 1980). Die Frage nach der Ursächlichkeit blieb offen.

Diese Ursächlichkeit möchte ich in die *„Mykotoxintheorie"* verlagern, und zwar aufgrund folgender Beobachtungen:

1. Das Mykotoxin Cytochalasin B führt zu einem Verlust der Mikrovilli mit Dilatation der Gallenkanälchen und somit zu einer Cholestase. Möglicherweise können auch andere Mykotoxine solche Veränderungen hervorrufen, zumal diese als unspezifisch gelten.
2. Mykotoxine können durch die Darmschleimhaut über die V. portae die Leberzellen erreichen.

3. Bei Kranken mit CDNC/PBC findet sich ein häufiger Nachweis von Anti-Aktin-Antikörpern vom IgG- und IgM-Typ.
4. Die Stimulierbarkeit der T-Lymphozyten gegenüber Mitogenen und v. a. gegenüber Antigenen ist vermindert – wie dies auch bei verschiedenen infektiösen und parasitären Prozessen beobachtet wird.
5. Alle unsere Patientinnen wiesen eine intestinale Mykose auf, wobei Candida- und Geotrichumarten zahlenmäßig weit überwogen. Beide Pilzarten kamen auch in Kombinationen vor.
6. Trotz regelmäßiger antimykotischer Behandlung mit Pilzbeseitigung kam es auch immer wieder einmal zu neuerlichem Pilznachweis, so als ob eine gewisse „Pilzfreundlichkeit" (Disposition) bestehe.

Bei Annahme einer (*primären*) „mykotoxischen Ursächlichkeit" könnte sich der pathogenetische Ablauf der CDNC/PBC sodann in Verbindung mit einer (*sekundären*) Hyperöstrogenämie (Hormonzufuhr mit Antikonzeptiva oder Antiklimakterika, Gravidität, endogene Dysfunktion) über einen (*tertiären*) Defekt in der Immunregulation mit nachfolgender Selbstperpetuierung abspielen, wie in Abb. 2 angegeben ist.

Möglicherweise werden die Histokompatibilitätsantigene in ihrer Antigenstruktur durch ein infektiöses Agens derart verändert, daß es zu einer Immunreaktion kommt. So könnten mitochondriale Antikörper durch ein spezifisches (bakerielles? parasitäres?) Antigen induziert werden (Berg 1982), und dies müßte auch durch ein mykotoxisches Antigen möglich sein!

Unterschiedlicher Nachschub an Mykotoxinen, unterschiedliche (genetisch fixierte?) Immunreaktionen gegen Antigene (Toxine bzw. Mykotoxine), unterschiedli-

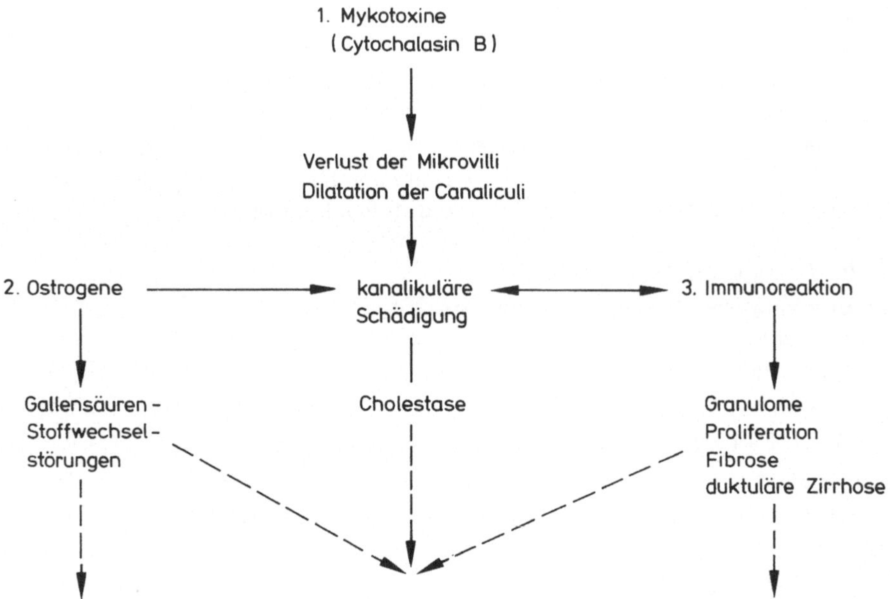

Abb. 2. Pathogenetisches Konzept der primär biliären Cholangitis vom Typ der chronisch-destruierenden nichteitrigen Verlaufsform

cher Hyperöstrogenismus und unterschiedliche (genetisch fixierte?) Gewebereaktionen könnten den individuell so außerordentlich unterschiedlichen Verlauf der CDNC/PBC erklären.

Unterschiedliche Störungen des Gallensäurenstoffwechsels mit Cholesterinämie, Vitamin- oder Kalziumverlusten sowie Veränderungen der Mukopolysaccharide in der Galle (insbesondere Neuraminsäuremangel) führen zu einer sich weiter verstärkenden Cholestase mit Kupferablagerung in der Leber und zu einer Zunahme von Krankheitserscheinungen in einem unentwegten Circulus vitiosus.

Therapie

Dieses neuartige Pathogenesekonzept der CDNC/PBC war gleichsam auch der Ausgangspunkt für unser Therapiekonzept:

Bei den 54 Patientinnen mit CDNC des Stadiums I (I–II) sowie II (II–III) wurde ein Behandlungsschema durchgeführt, das sich im Laufe der Jahre – aufgrund besserer Erkenntnisse und zunehmender Erfahrung – geringfügig änderte, dennoch aber in seiner Grundkonzeption unverändert über eine nunmehr 15jährige Behandlungszeit bestehen blieb:

1. Antimykotische Therapie:
   a) Streng zuckerarme Ernährung
   b) Nystatin 500 000 I.E. (3mal 2 Kapseln während 1 Woche) (Wiederholung in 6- bis 12wöchigen Abständen)

2. Immunsuppressive Therapie:
   Azathioprin (2mal 50 mg)

3. Kortisontherapie:
   z. B. Methylprednisolon (40 mg, 16 mg, 4 mg; 7.00–8.00 Uhr):
   – Beginn mit 40 mg (1×1),
   – Reduzierung um 4–6 mg in je 4 Tagen,
   – Erhaltungsdosis zwischen 4–6–8 mg (kurzfristige Dosiserhöhung bei endogen oder exogen verursachten Verschlechterungen der Laborwerte)

Wichtige flankierende Maßnahmen:
4. Normalisierung bzw. Normalerhaltung des Körpergewichts:
   – kalorienbegrenzt
   – sehr stark zuckerreduziert
   – ballaststoffreich

5. Weizenkleie (2–4 Eßlöffel tgl.) mit Mineralwasser (1–1,5 l tgl.)

6. Muskeltraining
   – Isotonische und isometrische Übungen (2mal 5–10 min tgl.)
   – Gymnastik, leichter Sport (tgl.)

7. Fettlösliche Vitamine:
   a) ADEK (1mal 1 Amp. i.m. während 4 Wochen)
   b) Mittelkettige Triglyceride in der Ernährung

Von diesen 54 Patienten der Stadien I (I–II) und II (II–III) einer CDNC brachen 17 Patienten (15%) die begonnenen Behandlungsmaßnahmen ab bzw. entzogen sich weiteren Nachuntersuchungen. Diese 17 Patienten wurden daher nicht in der nachfolgenden Ergebnisstudie berücksichtigt. Gegebenenfalls kann diese „Aussteigergruppe" bei einem Abschluß unserer Langzeittherapiestudie als Kontrollgruppe herangezogen werden. (Auf diese Weise wird auch der Kliniker einer unethischen Differenzierung in Behandlungsgruppe und Kontrollgruppe entbunden).

Die zahlenmäßigen Behandlungsergebnisse bei diesen 37 Patientinnen bei einer nunmehrigen Zwischenbilanz sind der nachfolgenden Übersicht zu entnehmen, wobei die Überprüfung der erzielten *laborchemischen Ergebnisse* jeweils nach 2, 4, 6, 8 und 8–13 Jahren Behandlung erfolgte (Tabelle 4).

Es zeigt sich in der Verlaufsbeobachtung dieser Zwischenbilanzen über einen Gesamtzeitraum von bis zu 13 Jahren, daß

- die erhöhten Werte der cholestaseanzeigenden Enzyme stetig abnahmen und bei etwa 1/4–1/3 der Patientinnen noch im leicht erhöhten Bereich nachweisbar waren, wobei sich die γ-GT als das am häufigsten, am längsten und auch am stärksten erhöhte Enzym erwies,
- die Immunglobuline M am nachhaltigsten und schnellsten einen Abfall zeigten, wobei nur noch eine Patientin nach 8–13 Jahren einen leicht erhöhten Wert aufwies,
- die antimitochondrialen Antikörper eine nur langsame Titerrückbildung aufwiesen und in weitaus weniger Fällen zur Normalisierung gebracht werden konnten, während die SM- und AN-Antikörper eine häufigere Abnahme aufwiesen bis auch zum häufigeren völligen Verschwinden,
- die Indikatorenzyme eine sehr schnelle Normalisierung aufwiesen mit nur noch geringfügigen Erhöhungen im Verlaufe der einzelnen Zwischenbilanzen,
- eine Erhöhung des Bilirubins niemals beobachtet wurde.

Bei einer Gesamtzusammenstellung der Therapieergebnisse in einem Zeitraum von minimal 2 bis maximal 13 Jahren konnten folgende summarische Ergebnisse erzielt werden (s. auch Tabelle 5):

- Normalisierung der AP, LAP und γ-GT in 32 bzw. 27 bzw. 10 Fällen bei einer entsprechenden Besserung in 5 bzw. 10 bzw. 27 Fällen,
- Normalisierung der IgM in 36 Fällen, Besserung in 1 Fall,
- Normalisierung der AMA in 12 Fällen, unveränderter Befund in 25 Fällen,
- Normalisierung der SMA in 11 Fällen, unveränderter Nachweis in 1 Fall,
- Normalisierung der ANA in 5 Fällen, unveränderter Nachweis in 1 Fall,
- Normalisierung der GPT in 18 Fällen, Besserung in 1 Fall und unveränderter Nachweis in 1 Fall,
- Normalisierung der GOT in 7 Fällen, Besserung in 2 Fällen
- und Normalisierung der GLDH in allen 15 Fällen.

Bei einer kritischen Gesamtbeurteilung der vorliegenden laborchemischen Parameter und einem Überblick über bisherige Therapiestudien ist festzustellen, daß bislang noch niemals eine derart nachhaltige Verbesserung laborchemischer Parameter erreicht werden konnte, insbesondere auch nicht über einen derart langen Verlaufszeitraum. Eine Verschlechterung eines Befundes konnte bei allen überprüften

Tabelle 4. Verlaufsbeobachtung von 37 Patientinnen über bis zu 13 Jahre

		Behand-lungs-beginn	Therapiedauer (Jahre)				
			2 (n = 37)	4 (n = 37)	6 (n = 27)	8 (n = 18)	> 13 (n = 10)
Cholestase	AP ↑	37	31	15	10	6	4
	LAP ↑	37	30	11	7	5	4
	γ-GT ↑	37	37	30	20	16	9
IgM ↑ (0,7−2,8 g/l)		37	30	16	12	4	1
Antikörper	AMA/M$_2$ ↑	37	37	36	25	16	7
	SMA ↑	12	7	6	1	2	
	ANA ↑	6	3	3	1	1	
Leberzell-enzyme	GPT ↑	20	6	4	3	3	2
	GOT ↑	9	3	3	4	2	2
	GLDH ↑	15	4		2		
Ikterus	Bilirubin	−	−	−	−	−	−
Histologie	I	14	12 = 7 ↘ 5 −	10 = 9 ↘ 1 −	9 = 7 ↘ 2 −	8 = 7 ↘ 1 −	5 = 1 ↘ 4 −
	II	23	20 = 12 ↘ 8 −	23 = 18 ↘ 5 −	15 = 10 ↘ 5 −	9 = 6 ↘ 3 −	5 = 0 ↘ 5 −

Tabelle 5. Therapiewirkungen (minimal 2 Jahre, maximal bis 13 Jahre)

	Normalisiert	Gebessert				
AP	32	5	———	−	↑	−
LAP	27	10		−		−
γ-GT	10	27		−		−
IgM	36	1	———	−	↑	−
AMA (M$_2$)	12	−	———	25	↑	−
SMA	11			1		
ANA	5			1		
GPT	18	1	———	1	↑	−
GOT	7	2		−		−
GLDH	15	−		−		−
Stadium I	Rückbildung/unspezifisches Residuum 13		———	1	↑	−
Stadium II	Rückbildung/unspezifisches Residuum 20		———	3	↑	−

Parametern nicht beobachtet werden; lediglich der Nachweis der AMA blieb am häufigsten unverändert sogar bis zu einem 13jährigen Beobachtungszeitraum. Es kann somit − bei aller Zurückhaltung − doch von einer laborchemischen Besserung bzw. Stabilisierung eines an sich progredienten Krankheitsverlaufes gesprochen werden −, zumal über diesen ganzen Zeitraum keine Beschwerden auftraten, die mit ausreichender Wahrscheinlichkeit in einen Zusammenhang mit dem Krankheitsgeschehen gebracht werden konnten.

Nach diesen recht günstigen Ergebnissen der laborchemischen Auswertung, bei gleichzeitigem Fehlen von subjektiven oder klinischen Erkrankungssymptomen galt unser besonderes Interesse den *histologischen Ergebnissen,* die in einem Zeitabstand von etwa 2 Jahren durchgeführt wurden. Die Ergebnisse sind in den Tabellen 4 und 5 aufgeführt:

– Sowohl bei dem Stadium I als auch II fand sich in nahezu gleicher Häufigkeit eine deutliche „Besserung" des Befundes mit Zurückdrängung bzw. völligem Schwinden entzündlicher Reaktionen und zunehmender unspezifischer bindegewebiger Reaktion, so daß oftmals der Pathologe nicht mehr in der Lage war, aus dem zuletzt vorliegenden Bioptat die histologische Erstdiagnose zu erkennen. Insgesamt konnte bei 14 Fällen des Stadiums I eine Rückbildung bis zu unspezifischen Residuen in 13 Fällen und bei den Kranken im Stadium II in 20 von 23 Fällen eine entsprechende Rückbildung erreicht werden, lediglich in insgesamt 4 Fällen blieb der Befund aus histologischer Sicht unverändert. Eine Progredienz jedenfalls konnte innerhalb von 2–13 Jahren nicht nachgewiesen werden!

Es war nur noch die Frage zu überprüfen, ob diese so erfreulichen Ergebnisse über einen 2- bis 13jährigen Behandlungszeitraum mit konsequenter, schematisierter Therapie mit einer vielleicht hohen *Therapienebenwirkungsquote* erkauft werden mußten. Die Überprüfung erstreckte sich auf die 4 wesentlichsten Nebenwirkungsbereiche: Kataraktbildung, Osteoporose, diabetische Stoffwechsellage und Blutbildveränderungen. Die Ergebnisse sind in Tabelle 6 aufgeführt.

Dabei zeigte sich in überzeugender Weise, daß eine konsequente Anwendung von Maßnahmen, die gegen das Auftreten von Nebenwirkungen gerichtet waren, von entscheidender Bedeutung ist und daß die (mit Recht) gefürchteten und so häufig beobachteten Nebenwirkungen doch auf ein vertretbar niedriges Maß gesenkt werden können. Hierzu sind natürlich Maßnahmen erforderlich, die zumindest genausolange durchgeführt werden, wie auch die Anwendungsdauer von Azathioprin und Kortison gegeben ist. Man kann füglich nicht erwarten, daß – im Einzelfall sogar bei vorliegenden genetischen Dispositionen in Richtung diabetische Stoffwechsellage, Osteoporose u. a. – diesbezügliche Nebenwirkungen selten oder gar nicht auftreten, wenn entsprechende Gegenmaßnahmen unterlassen werden. In dieser Hinsicht sind generell an Arzt und Patient mehr Anforderungen zu stellen, als dies üblicherweise geschieht. Dies gilt insbesondere hinsichtlich der körperlichen muskulären Aktivität und der

Tabelle 6. Therapienebenwirkungen (minimal 4 Jahre, maximal bis 13 Jahre)

N = 37 = ♀	Therapie-Nebenwirkungen minimal 4 Jahre/maximal bis 13 Jahre				
	> 2 Jahre	> 4 Jahre	> 6 Jahre	> 8 Jahre	> 8–13 Jahre
Katarakt	∅ –	1	6	8	8
Osteoporose	∅ –	2	4	5	5
Diabetes	7	7	8	8	8
Blutbild	⇌ 11	⇌ 7	→ 4 ⇌ 7	→ 3 ⇌ 3	–

Ernährungsweise. Gerade diesen beiden Punkten haben wir bei den regelmäßigen Kontrollen und Gesprächen allergrößte Beachtung geschenkt. So fand sich am häufigksten eine diabetische Stoffwechsellage, die bereits innerhalb der ersten 2 Jahre feststellbar war und sich im Verlauf von bis zu 13 Jahren zahlenmäßig nicht mehr veränderte, ein Hinweis, daß genetische Faktoren doch von allein ausschlaggebender Bedeutung sind. Eine Kataraktbildung wurde erst ab dem 6. Behandlungsjahr mit Kortison erkennbar, wobei verständlicherweise eine echte Zuordnung als Kortisonnebenwirkung oder Alterseinwirkung nicht möglich ist; wahrscheinlich besitzen beide Faktoren eine additive Wirkung. Die so gefürchtete und angeblich so häufige Osteoporose konnten wir nur in 5 Fällen, frühestens nach dem 4. Behandlungsjahr, erkennen: Es ist wohl sicher, daß die regelmäßigen Gegenmaßnahmen (Muskeltraining, Anwendung von mittelkettigen Triglyceriden, Zufuhr von ADEK-Vitamin) die entscheidenden Gegenmaßnahmen darstellten.

Reversible Blutbildveränderungen in Form von Leukopenie, Thrombopenie, gelegentlich auch Absinken des Hb-Wertes, kamen innerhalb der ersten 2–4 Jahre häufiger vor, sie waren jedoch stets reversibel und erforderten niemals das Absetzen von Azathioprin, auch keine Dosisverminderung. Die gleichzeitige Anwendung von Kortison ist sicherlich in dieser Hinsicht eine zusätzlich hilfreiche Maßnahme. Über einen Zeitraum von 8–13 Jahren wurden keine irreversiblen Blutbildveränderungen unter Kortison + Azathioprin beobachtet.

Das Konzept dieser klinischen Studie soll vorab bis zu einem Behandlungszeitraum von insgesamt 15 Jahren weitergeführt werden. Erst dann dürfte ein abschließendes Urteil möglich sein.

Dennoch schienen die bisherigen ermutigenden Ergebnisse der schematisierten Langzeittherapie einer Mitteilung wert zu sein.

Literatur

Addison T, Gull W (1851) On a certain affection of the skin, vitiligoidea plana and vitiligoidea tuberosa, with remarks. Guy's Hosp Rep 1:265

Ahrens EH, Payne MA, Kunkel HG, Eisenmenger WJ, Blondheim SH (1950) Primary biliary cirrhosis. Medicine (Baltimore) 29:299

Baur G, Schwalbach G, Tittor W (1982) Neue Aspekte zur Pathogenese der primären biliären Zirrhose. Dtsch Med Wochenschr 107:378

Berg PA (1982) Klinik und Immunologie der autoimmunen chronisch aktiven Hepatitis und der primär-biliären Zirrhose. Immun Infekt 10:3

Berg PA, Muskatello U, Horne RW, Roitt JM, Doniach D (1969) Mitochondrial antibodies in primary biliary cirrhosis. Br J Exp Pathol 50:200

Berg PA, Roitt JM, Doniach B, Horne RW (1969) Mitochondrial antibiodes in primary biliary cirrhosis. III. Characterization of the inner-membrane complement fixing antigen. Clin Exp Immunol 4:511

Brunner G (1976) Die Diagnose der chronisch-destruierenden nicht-eitrigen Cholangitis (primär-biliäre Zirrhose). Dtsch Med Wochenschr 101:1323

Brunner G, Vido J, Schmidt G (1972) Die Diagnose der primär-biliären Zirrhose. Klinische, biochemische, immunologische und morphologische Befunde. Dtsch Med Wochenschr 97:1448

Christensen E, Crowe J, Doniach D, Popper H, Ranek L, Rodes J, Tygstrup N, Williams R (1980) Clinical pattern and course of disease in primary biliary cirrhosis based on an analysis of 236 patients. Gastroenterology 78:236

Crowe JP, Christensen E, Smith M (1980) Azathioprine in primary biliary cirrhosis. A preliminary report of an international trial. Gastroenterology 78:1005

Deering TB, Dickson ER, Fleming CR, Geall MG, McCall JT, Baggenstoss AH (1977) Effect of D-penicillamine on copper retention in patients with primary biliary cirrhosis. Gastroenterology 72:1208

Epstein O, Lee RG, Boss AM, Jain S, Cook DG, Scheuer PJ, Sherlock S (1981) D-penicillamine treatment improves survival in primary biliary cirrhosis. Lancet I:1275

Fischer JA, Schmidt M (1967) Treatment of primary biliary cirrhosis with azathioprine. Lancet I:421

Fleming CR (1978) Asymptomatic primary biliary cirrhosis. Presentation, histology and results with D-pencillamine. Mayo Clin Proc 53:587

Foulk WT, Baggenstoss AH, Butt HR (1964) Primary biliary cirrhosis. Reevaluation by clinical and histologic study of 49 cases. Gastroenterology 47:355

Hanik L, Erikson S (1977) Presymptomatic primary biliary cirrhosis. Acta Med Scand 202:277

Hanot V (1876) Etude sur une forme de cirrhose hypertrophique du foie. Baillière, Paris

Heathcote J, Ross A, Sherlock S (1976) A prospective controlled trial of acathioprine in primary biliary cirrhosis. Gastroenterology 70:656

Hofbauer FW (1960) Primary biliary chirrhosis. Observation on the natural course of the disease in 25 women. Am J Dig Dis 5:348

Howat HT, Ralston AJ, Varley H, Wilson JAC (1966) The late results of long-term treatment of primary biliary cirrhosis by corticosteroids. Rev Int Hepat (Paris) 16:227

Jain S, Scheuer PJ, Samourian S, McGee OD, Sherlock S (1977) A controlled trial of D-penicillamine therapy biliary cirrhosis. Lancet I:831

James O, Macklon AF, Watson AJ (1978) Primary biliary cirrhosis – a revised clinical spectrum. Lacet I:1278

Kaplan MM (1978) Primary biliary cirrhosis. Pract Gastroenterol 11:25

Kehayoglou K, Hadzijannis S, Kostamis P, Malamos B (1973) The effect of medium-chain triglyceride on 47 Ca absorption in patients with primary biliary cirrhosis. Gut 14:653

Klöppel G, Kirchhof M, Berg PA (1984) Natural course of PBC: I. A morphological clinical and serological analysis of 103 cases. Liver (in press)

Kühn HA (1974) Die primäre biliäre Zirrhose. Ergebn Inn Med Kinderheilkd 35:1

Leslie D (1978) Normal alkaline phosphatase in primary biliary cirrhosis. Postgrad Med J 54:281

Long RG, Scheuer P, Path FRC, Sherlock S (1977) Presentation and course of asymptomatic primary biliary cirrhosis. Gastroenterology 12:1204

Ludwig J, Dickson ER, McDonald GSA (1978) Staging of chronic nonsupparative destructive cholangitis (Syndrome of primary biliary cirrhosis) Virch Arch [Pathol Anat] 379:103

MacMahon HE, Thannhauser SJ (1949) Xanthomatous biliary cirrhosis (a clinical syndrome). Ann Intern Med 30:121

Maier KP (1981) Primäre-biliäre Zirrhose. Moderne Gesichtspunkte angesichts einer alten Erkrankung. Hexagon 9:15

Miyachi K, Gupta RC, Dickson ER, Tan EM (1980) Precipitating antibodies to mitochondrial antigens in patients. Clin Exp. Immunol 39:599

Müting D, Fischer R, Kalk J-F, Kruck P (1982) Die chronisch-destruierende nicht-eitrige Cholangitis. Fortschr Med 100:1179

Phillips MJ, Oda M, Mak E, Fisher MM, Jeejeebhoy KN (1975) Microfilament dysfunction as a possible couse of intraheptaic cholestasis. Gastroenterology 69:48

Popper H (1978) The problem of histologic evaluation of primary biliary cirrhosis. Virch Arch [Pathol Anat] 379:99

Riemann JF, Schmidt H, Flügel H (1981) Zur Frühdiagnose der primär-biliären Zirrhose. Dtsch Med Wochenschr 106:933

Roll J, Boyer JL, Barry D, Klatskin G (1983) The prognostic importance of clinical and histologic features in asymptomatic and symptomatic primary biliary cirrhosis. N Engl J Med 308:1

Rubin E, Schaffner F, Popper H (1965) Primary biliary cirrhosis. Chronic non-suppurative destructive cholangitis. Am J Pathol 46:387

Schaffner F (1975) Primary biliary cirrhosis. Clin Gastroenterol 4:351

Scheuer PJ (1976) Primary biliary cirrhosis. Proc Roy Soc Med 60:1257
Schmidt G, Kienle J, Schmidt DS, Brunner G (1976) Häufigkeit der chronischen nichteitrigen destruierenden Cholangitis und primär biliären Leberzirrhose. Dtsch Med Wochenschr 101:693
Schmidt M (1974) Das laparoskopische Bild der primär biliären Zirrhose. Z Gastroenterol 12:48
Schwalbach G (1979) Elektronenmikroskopische Befunde zur Pathogenese der chronisch-destruktiven nicht-eitrigen Cholangitis. Inn Med 8:315
Scott LD (1978) Copper toxicity in primary biliary cirrhosis. Gastroenterology 74:333
Shapiro JM, Smith H, Schaffner F (1979) Serum bilirubin: a prognostic factor in primary biliary cirrhosis. Gut 20:137
Sherlock S (1978) Primary biliary cirrhosis (Editorial). Am J Med 65:217
Sherlock S, Scheuer PJ (1973) The presentation and diagnosis of 100 patients with primary biliary cirrhosis. N Engl J Med 289:674
Soltis RD, Wilson ID (1979) Immune complexes and the treatment of biliary cirrhosis. N Engl J Med 300:1487
Thaler H (1980) Die primäre biliäre Zirrhose. Therapiewoche 30:7663
Thannhauser SG, Magendantz H (1958) The different clinical groups of xanthomatous diseases; physiological study of 22 cases. Ann Intern Med 11:1662
Tittor W (1980) Therapie der primären biliären Zirrhose. Dtsch Med Wochenschr 105:322
Triger DR (1982) Primary biliary cirrhosis: an epidemiological study. Br Med J 281:772
Walker JG, Doniach D, Roitt JM, Sherlock S (1965) Serological tests in diagnosis of primary biliary cirrhosis. Lancet I :827

Diskussion

(Moderator: D. Müting)

Müting: Das Krankheitsbild der chronisch-destruierenden nichteitrigen Cholangitis (CDNC) scheint im Laufe der letzten 10 Jahre wesentlich zuzunehmen. Daran ist nicht nur die verbesserte Früherkennung durch neue immunologische Verfahren, sondern wahrscheinlich auch eine echte Zunahme schuld. Das geht v. a. aus eigenen Beobachtungen der letzten 20 Jahre hervor, wobei die Immunologie in den letzten 7 Jahren durchgehend von Prof. Berg, Abt. Innere Medizin II der Medizinischen Klinik der Universität Tübingen, untersucht wurde. Auffällig ist v. a. das Auftreten dieser früher sehr seltenen Erkrankung bei Männern und auch jüngeren Frauen, während früher v. a. Frauen jenseits der Menopause reagierten.

Inzwischen konnten wir an der Heinz-Kalk-Klinik, Bad Kissingen, in den letzten 13 Jahren 120 Patienten behandeln. Die Histologie wurde durch Prof. Wepler bzw. seinem Nachfolger Prof. Klinge, Pathologisches Institut der Städtischen Krankenanstalten Kassel, durchgeführt, so daß sowohl Immunologie wie auch Morphologie immer von den gleichen Experten beurteilt wurden, die auch die Einteilung in die 4 Stadien der CDNC nach Scheuer (1967) trafen. Alle Patienten wurden gleichzeitig auch laparoskopiert, um die frühzeitige Entstehung einer portalen Hypertension zu erfassen.

Die *Frühdiagnose* war am ehesten durch den bereits im Stadium I vorhandenen Pruritus und den Anstieg der Cholestaseenzyme AP und γ-GT (Abb. 1 u. 2) sowie von

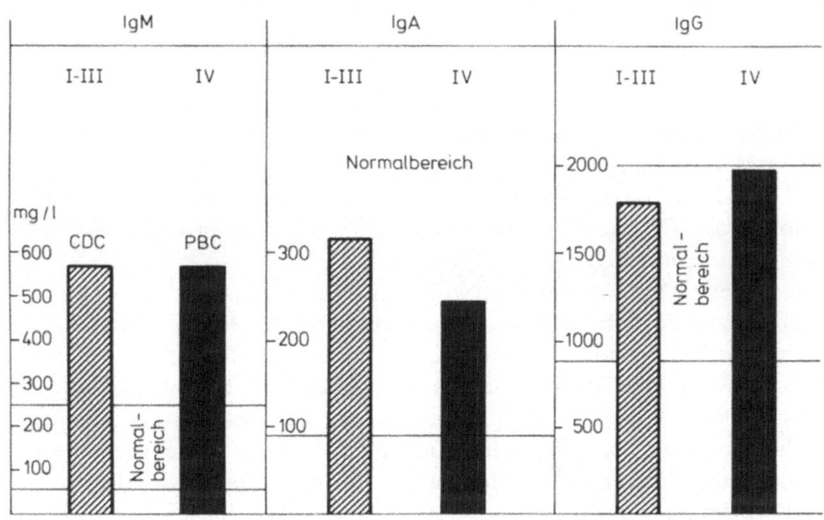

Abb. 1. Serumimmunglobuline bei primär biliärer Zirrhose (87 Patienten, davon 40 im Stadium I–III, 47 im Stadium IV)

Die immunsuppressive Therapie der chronisch-aktiven Hepatitis (Hrsg. W. Dölle)
© Springer-Verlag Berlin Heidelberg 1984

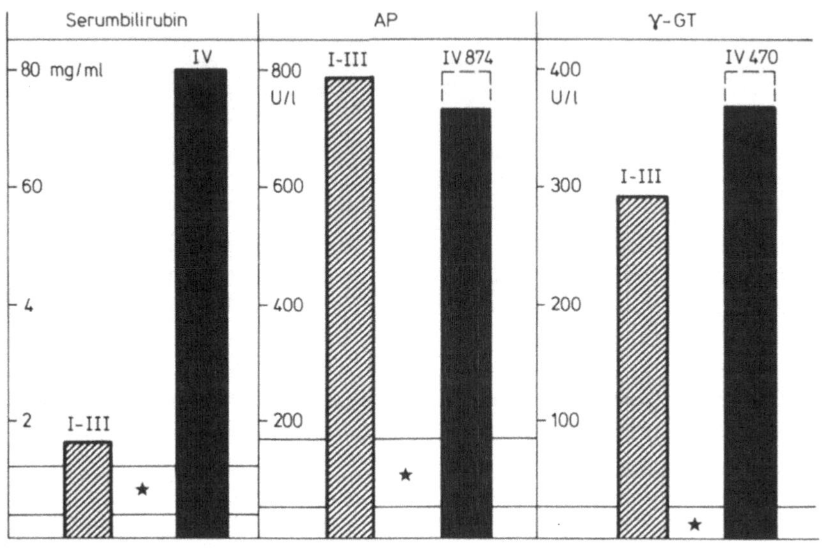

Abb. 2. Zeichen einer Cholestase bei primär biliärer Zirrhose (Patienten s. Abb. 1)

IgM möglich. Im Stadium II kam es dann auch zu einer Zunahme der GLDH
(Abb. 3) und v. a. des Plasmaammoniaks mit einer Verminderung der Harnstoffsynthese, die im Stadium III und IV noch weiter zunahm (Abb. 4). Antimitochondriale
Antikörper (AMA) waren vorwiegend in diesem Stadium nachweisbar (Tabelle 1), bei
unseren Patienten also keine sog. Frühzeichen. In Stadium III und IV wurde dann
auch eine Zunahme des Serumcholesterins und Serumkupfers beobachtet. Bei 2/3 der
Patienten wurde wegen unklarer Gallenbeschwerden eine Cholezystektomie durchgeführt. In über der Hälfte der Patienten ergaben die ersten Leberbiopsiebefunde eine
Fettleber Stadium II oder eine chronisch-aggressive bzw. chronisch-persistierende
Hepatitis, so daß die Morphologie leider nicht zur Frühdiagnose beiträgt. Oft war die
wichtige morphologische Diagnose erst bei der sorgfältigen Auswertung mehrerer
zurückliegender Punktate möglich.

Die *Behandlung* der CDNC ist ein noch größeres Problem als ihre rechtzeitige
Erkennung. Nach dem anfänglich optimistischen Bericht über den Erfolg von Prednisolon bzw. Azathioprin allein und später ihrer Kombination, der von dem betreffen-
den Autor (Sherlock 1978) nicht bestätigt werden konnte, wurde in den letzten Jahren
die Therapie mit D-Penicillamin bevorzugt. Dabei zeigte es sich, daß die anfangs
verwendeten höheren Dosen von 600–900 mg/tgl. doch zu viele Nebenwirkungen
hatten, weswegen in letzter Zeit eine Dauerdosis von 200–300 mg/tgl. bevorzugt wird.
Um die etwa in 40% der Fälle auftretenden Haut-, Nieren- und Knochenmarkverän-
derungen unter D-Penicillamin auszuschalten bzw. zu vermindern, empfiehlt sich
nach unseren Erfahrungen unbedingt eine gleichzeitige Gabe von 300 mg Vitamin B_6,
was in der angelsächsischen Literatur noch zu wenig Berücksichtigung findet
(Tabelle 2). Hauptindikation für die Behandlung mit D-Penicillamin sind Stadium III
und vor allem Stadium IV der kompletten biliären Zirrhose. Stadium I und II sind

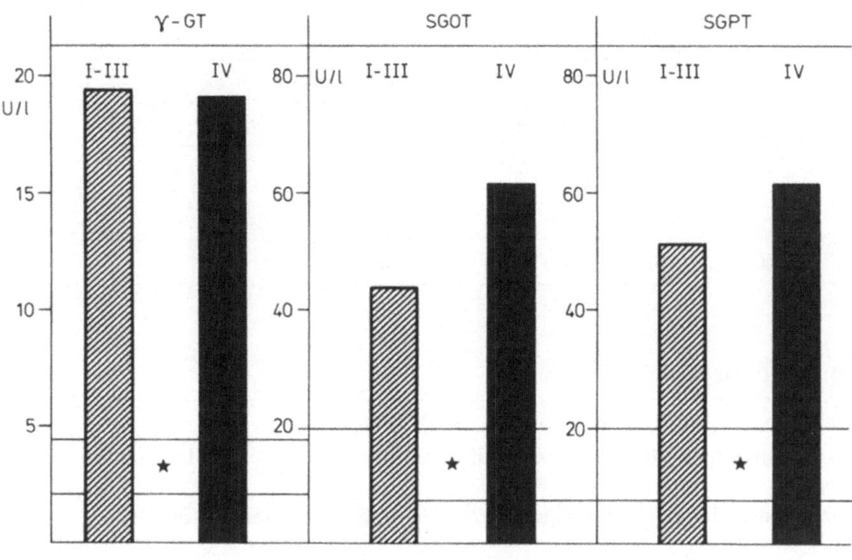

Abb. 3. Die wichtigsten Serumenzyme bei primär biliärer Zirrhose (Patienten s. Abb. 1)

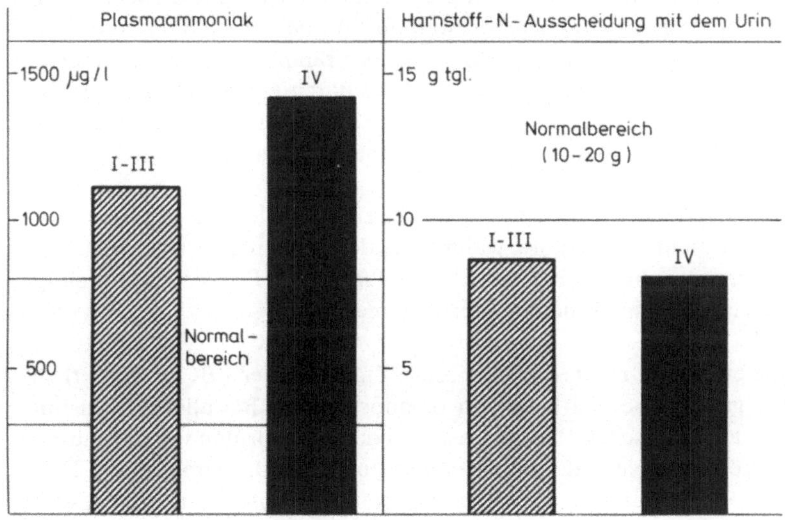

Abb. 4. Ammoniakdetoxikation und Harnstoffsynthese bei primär biliärer Zirrhose (Patienten s. Abb. 1)

dagegen i. allg. mit einer sog. Basistherapie gut zu behandeln. Darunter verstehen wir die Gabe von Laktulose und Bifidummilch zur Darm- und Leberentgiftung und v. a. von sog. ammoniaksenkenden Aminosäuren. Diese bessern nicht nur die gestörte Harnstoffsynthese, sondern senken gleichzeitig auch den erhöhten Gallensäurenspiegel im Blut (Leuschner et al. 1974) und bessern damit den Juckreiz. Weiterhin sollen

Tabelle 1. Antikörper bei primär biliärer Zirrhose (87 Patienten)

	Stadium I–III			Stadium IV		
	AMA	ANA	SMA	AMA	ANA	SMA
Positiv	33	7	13	34	7	10
Negativ	7	33	27	4	31	28
Nicht untersucht	–	–	–	9	9	9
Summe	40	40	40	47	47	47

Tabelle 2. Therapie der primär biliären Zirrhose

1. Rechtzeitige Erkennung der Frühstadien (Pruritus, GLD, IgM, AMA)
2. Möglichst lange Basistherapie mit Laktulose, Bifidummilch und NH_3-senkenden Aminosäuren
3. Wenn keine Kontraindikationen, D-Penicillamin (200–600 mg tgl. kombiniert mit 300 mg Vitamin B_6)

diätetische Pektinpräparate zur Ausschleusung der Gallensäuren und Erniedrigung des erhöhten Serumcholesterinwertes gegeben werden. In schweren Fällen muß Phenobarbital, v. a. für die Nacht, und schließlich Colestyramin verabreicht werden. Fettlösliche Vitamine müssen unbedingt in hoher Dosis parenteral zugeführt werden, da ihre Resorption erheblich gestört ist. Weiterhin sind diätetische mittelkettige Fettsäuren zu empfehlen, die unabhängig von den Gallensäuren absorbiert werden können.

Grundsätzlich ist die Prognose der CDNC schwer zu beurteilen. Es gibt asymptomatische Verläufe über mehr als 10 Jahre, während andere Patienten schon nach 3–4 Jahren das Endstadium einer primär biliären Zirrhose erreichen. Prognostisch wichtig ist vor allen Dingen hierbei die Höhe des Bilirubinspiegels.

THALER: Ich glaube eigentlich nicht, daß eine echte Zunahme der PBC zu bemerken ist. Wir haben nur gelernt, sie viel besser zu diagnostizieren. Bei allen Fällen mit isolierter Erhöhung der alkalischen Phosphatase und der γ-GT prüfen wir die antimitochondrialen Antikörper, welche dann fast immer positiv sind. Damit ist die Diagnose sichergestellt. Wir behandeln die Fälle erst, wenn Symptome auftreten, also wenn die Patienten Juckreiz bekommen. Wir haben die ca. 30 Fälle, die symptomatisch geworden sind, jetzt bis zu 8 und 10 Jahren immunsuppressiv und nie mit D-Penicillamin behandelt. Ich habe nicht die Erfahrung von Herrn Kuntz gemacht, daß diese Behandlung an den Laborwerten viel ändert, in unseren Fällen steigen alkalische Phosphatase und γ-GT trotz Behandlung weiter an. Die Patienten verlieren meistens den Juckreiz und von den 30 Patienten ist bisher noch keiner gestorben. Allerdings haben einige Ösophagusvarizen bekommen und geblutet. Sie mußten sklerosiert oder shuntoperiert werden. Wir haben also Hinweise auf den positiven Wert dieser Behandlung. Ohne ein Kontrollkollektiv, das ja leider kaum möglich ist, läßt sich allerdings keine sichere Aussage machen.

KUNTZ: Wir wollten eine ungünstige Weiterentwicklung mit portalem Hochdruck und Ösophagusvarizen verhindern, d. h. die Zielsetzung war, eine Progression von dem erkannten Frühstadium in die Endphase zu verzögern oder ganz zu vermeiden, denn dann ist es zu spät. Man kann sagen, daß wir in den 13 Jahren nach dem Stadium III und IV keine Verschlechterung gesehen haben. Die Patienten waren alle arbeitsfähig, und sie fühlten sich wohl. Wir werden versuchen, als Kontrollgruppe die „Aussteiger" herauszuziehen. Sie wären eine nicht ethisch gefährdete Kontrollgruppe.

MÜTING: Herr Thaler könnte mit Recht sagen, daß der Verlauf auch ohne diese Therapie so gewesen wäre. Ich muß gestehen, beim Stadium I und II ist das auch unser Eindruck.

BERG: Zu Herrn Kuntz: Nach meiner jetzigen Erfahrung darf man die PBC als klassische Autoimmunkrankheit auffassen. Sie geht mit einer Fülle von verschiedenen Autoantikörpern einher, und auch Immunkomplexe sind häufig nachweisbar, ähnlich wie beim LE. Ich habe mich schon oft gefragt, warum bisher noch keine Studie in der hier vorgetragenen Form durchgeführt wurde.

Vom immunologischen Standpunkt kann man die primär biliäre Zirrhose durchaus als eine systemische immunkomplexbedingte Erkrankung auffassen, und Symptome einer Kollagenerkrankung sind ja auch nicht selten bei der PBC.

Was wir aufgrund unserer Untersuchungen zur Therapie beitragen können, entspricht Zufallsbefunden oder bezieht sich auf die retrospektive Auswertung von Verläufen. So konnten wir feststellen, daß bei vielen PBC-Patienten ursprünglich eine chronisch-aktive Hepatitis morphologisch diagnostiziert wurde, die dann zu der immunsuppressiven Therapie führte. Erst mit der Revision der Diagnose und der eindeutigen Charakterisierung des Krankheitsbildes als PBC wurde dann die Therapie abgesetzt. In solchen Fällen war es also einfach, die Wirkung der immunsuppressiven Therapie zu analysieren. Diese vorläufigen Studien lassen den Schluß zu, daß es eine therapiesensible und eine therapieresistente Form gibt. Bei der Therapie der sensiblen Form kam es unter der immunsuppressiven Therapie zu einem schnellen Abfall der alkalischen Phosphatase und auch der Transaminasen – soweit sie erhöht waren – und dieses Verhalten erinnerte sehr an die klassischen autoimmunen bzw. lupoiden Hepatitiden. Es könnte sein, daß in den früheren Studien zur Wirkungsweise einer immunsuppressiven Therapie vorwiegend Spätstadien erfaßt wurden, die einfach schlechter auf diese Form der Therapie ansprechen. Jedenfalls glaube ich, daß der Frage nach der Effektivität einer immunsuppressiven Therapie in Relation zu den verschiedenen Stadien der PBC doch noch einmal gründlich nachgegangen werden sollte.

THALER: Bei unseren Fällen sind die einzigen, die wirklich prompt und spektakulär angesprochen haben, sogenannte Mischformen, also Kombinationen von primär biliärer Zirrhose mit chronisch-aggressiver Hepatitis. Sie sind auch mit kleinen Dosen in der Remission zu halten. Die primär biliäre Zirrhose wird frühzeitig diagnostiziert, und die Patienten werden deshalb auch im ungünstigen Falle 15–20 Jahre leben. Nun fragt man sich, wann man anfangen sollte, diese Patienten zu behandeln. Würde man bei der Diagnosestellung beginnen, müßten manche Patienten 20 Jahre lang immunsuppressiv behandelt werden. Sollte man das wirklich tun? Oder sollte man damit warten, bis klinische Symptome auftreten?

MÜTING: Bei Stadium I und II nach Scheuer sehen wir, wenn nicht ganz besondere Gründe vorliegen, von einer immunsuppressiven, insbesondere einer D-Penicillamin-Therapie ab. Wenn wir D-Penicillamin geben, decken wir es mit mindestens 300 mg Vitamin B_6 ab. Wir haben den Eindruck, daß die Zahl der Komplikationen bei dieser Kombination geringer ist als bei einer Monotherapie. Wenn wir 150–250 mg D-Penicillamin geben, gibt es noch weniger Komplikationen. Stadium III und IV, starker Juckreiz und v. a. ein Anstieg des Bilirubins, was prognostisch eigentlich das Wichtigste ist, sind am ehesten eine Indikation für D-Penicillamin.

KUNTZ: Irgendwie spielt „der Darm" eine Rolle: Philipps beschrieb, daß unter Cytochalasin B ein Spasmus der Mikrovilli und eine Reduzierung der Aktin-Filamente eintrat, und es zu einer Cholestase kam. Vielleicht ist das ganze Geschehen dieser Autoimmunkrankheit ein primär toxischer oder infektiöser Vorgang. Und deswegen haben wir bei allen Fällen, die auch hier gezeigt wurden, den Stuhl regelmäßig auf Pilze untersucht. Erstaunlicherweise waren bei 90 % der Patienten Geotrichum- und Candida-Arten vorhanden. Beim gesunden Organismus spielen sie sicherlich keine Rolle, aber bei einem Kranken können vielleicht doch Mykotoxine eine Starter-Funktion übernehmen. Man kann diesen Gedankengang nicht ganz außer acht lassen, denn wenn ich bis zum Stadium III warte, sind die Ductuli weitgehend fibrosiert, so daß dieses Stadium nicht mehr reversibel ist. Man sollte also spätestens bei Stadium II–III eine Behandlung beginnen.

MÜTING: Es gibt da noch eine zweite Möglichkeit. Wir haben relativ oft bei unseren Gastroskopien, wo wir regelmäßig nach Lamblien sehen, auch oft Lamblien bei unseren Patienten mit primär biliärer Zirrhose gefunden. Dies könnte mit eine Ursache sein, warum sich der Prozeß fortsetzt.

BERG: Ich finde, die Hypothese von Herrn Kuntz sollte man ernst nehmen, und solche Untersuchungen verdienen es, gründlich analysiert zu werden. Ich glaube nur, daß man hierbei nicht von einem toxischen Prozeß sprechen sollte, da morphologisch in erster Linie die Granulome imponieren, die immer auf eine immunologische Reaktivität hinweisen.

Noch zu dem Problem, das Herr Thaler ansprach, nämlich wie wir erkennen können, ob sich die Krankheit im Stadium I schnell weiter entwickelt oder stationär bleibt. Vielleicht hilft hier die Analyse serologischer Untersuchungen weiter. Wir haben den Eindruck, daß der Nachweis von komplementbindenden Anti-M_2-Antikörpern im Frühstadium ein prognostisch ungünstiges Zeichen ist. Werden jedoch diese PBC-spezifischen Anti-M_2-Antikörper nur im ELISA-Test nachgewiesen und sind sie dazu noch vom IgM-Typ, dann scheint der Verlauf wesentlich gutartiger zu sein, und wir kennen eine Reihe von Patienten, die 10–15 Jahre im Stadium I verharrten.

Noch einige Ausführungen zu einem Problem, welches Herr Thaler ansprach: Wie können wir erkennen, wenn wir Patienten im Stadium I entdecken, ob es sich um solche handelt, welche relativ schnell in die Stadien II, III und IV übergehen, wobei man den wesentlichen Umschwung wahrscheinlich zwischen Stadium I und II sieht, oder ob es sich um gutartige Formen handelt, die asymptomatisch 10–15 Jahre lang im Stadium I bleiben? Vielleicht helfen hier Untersuchungen weiter, bei denen die

Vielfalt komplementbindender Antikörper schon in den Frühstadien anzeigt, daß es ein immunologisch aktiver Prozeß ist. Wenn jedoch im Stadium I nur Anti-2-Antikörper vom IgM-Typ vorhanden sind, so haben wir den Eindruck, daß es keineswegs beweist, daß der Prozeß gutartig ist. Immunologische Parameter erlauben also noch keine frühzeitige Unterscheidung.

Literatur

Leuschner U, Kröhl R, Schreiber J, Walzcak M, Erb W (1974) Untersuchungen des Gallensäurenstoffwechsels bei Patienten mit Leberzirrhose mit und ohne Therapie. In: Neue Erkenntnisse zum Ammoniakstoffwechsel. Intern. Symp. Strasbourg, 16.–18. 5. 1974. Witzstrock, Baden-Baden Brüssel
Müting D, Fischer R, Kalk JF, Kruck P (1982) Die chronisch-destruierende nicht-eitrige Cholangitis. Fortschr Med 25:1179–1187
Müting D, Kruck P, Fischer R, Ordnung W, Kalk H (1983) Klinik und Biochemie der primären biliären Zirrhose. Med Welt 34:80–82
Scheuer PJ (1967) Primary biliary cirrhosis. Proc R Soc Med 60:1257
Sherlock S (1978) Primary biliary cirrhosis (Editorial). Am J Med 65:217–219

H. Thaler

Leberkrankheiten

Histologie, Pathophysiologie, Klinik

1982. 331 zum Teil farbige Abbildungen.
XVII, 456 Seiten
Gebunden DM 168,-. ISBN 3-540-11127-1

Aus dem Inhalt: Die normale mikroskopische und ultramikroskopische Struktur der Leber. – Laparoskopie und gezielte Leberbiopsie. – Diffuse Hepatitiden. – Granulomatöse Hepatitiden. – Tropische Lerberkrankheiten. – Cholestase und Cholangitis. – Lerberkrankheiten des Kindesalters. – Stoffwechsel- und Speicherkrankheiten des Erwachsenenalters. – Durchblutungsstörungen und Gefäßkrankheiten. – Die toxischen Leberschäden. – Folgezustände entzündlich-degenerativer Leberkrankheiten. – Leberveränderungen bei Krankheiten des blutbildenden Systems. – Lebergeschwülste des Erwachsenen. – Gewebliche Mißbildungen. – Sachverzeichnis.

Internisten, Pädiater und Allgemeinmediziner werden zunehmend mit histologischen Leberbefunden konfrontiert und Patholgen verwenden immer mehr klinische Daten zur Diagnosefindung.

Dieses Buch beschreibt das histologische Bild der verschiedenen Leberkrankheiten, ergänzt durch die jeweiligen makroskopischen und elektronenmikroskopischen Befunde und stellt gleichzeitig der Morphologie die wesentlichen pathophysiologischen und klinischen Daten zur Seite. Damit wird es dem Leser ermöglicht, sich rasch und präzise über den neuesten Stand der hepatologischen Forschung einschließlich seltener Leberkrankheiten zu informieren. Diese Synopsis zwischen Pathologie und Klinik ist neu und die Besonderheit dieses Buches.

Außerdem stützt sich das Buch – und das ist erstmalig – auf die neuesten Nomenklaturen, die von der Standardisierungskommission der Fogarty-Konferenz empfohlen wurden.

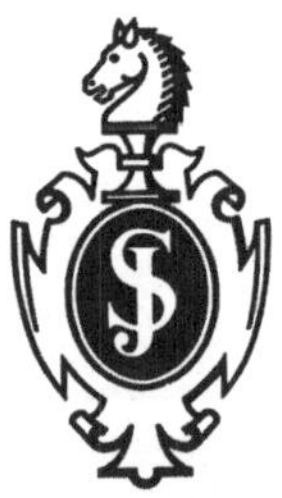

Springer-Verlag
Berlin
Heidelberg
New York
Tokyo